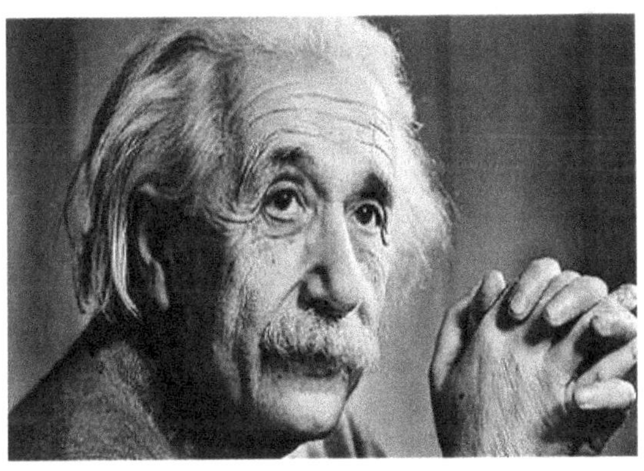

"Alles im Leben besteht aus Vibrationen"

Albert Einstein

**AURA LICHT -
Licht ist die Medizin der Zukunft**

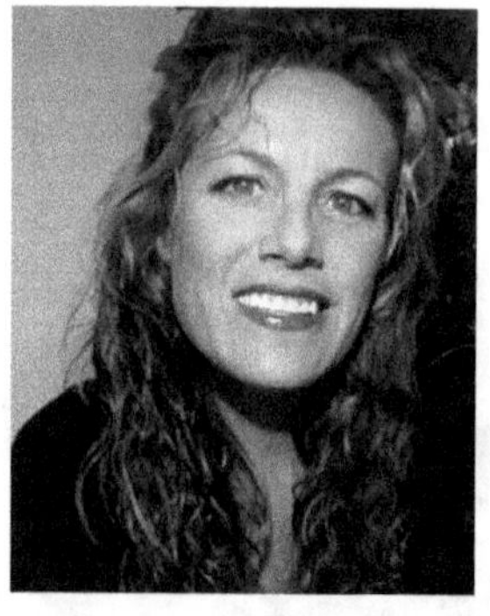

Copyright 2012 by
Bettina Bernoth Ph.D.

www.aurafit.org

Alle Rechte reserviert. Kein Teil dieser
Publikation darf ohne schriftliche
Genehmigung der Autorin
reproduziert, übersetzt oder
nachgedruckt werden.

Die Original Ausgabe erschien 2012

unter dem Titel: AURICLIGHTS –

The Medicine of the Future

Übersetzt von der Autorin in 2013

Ist verbale Energie wirklich harmlos ?

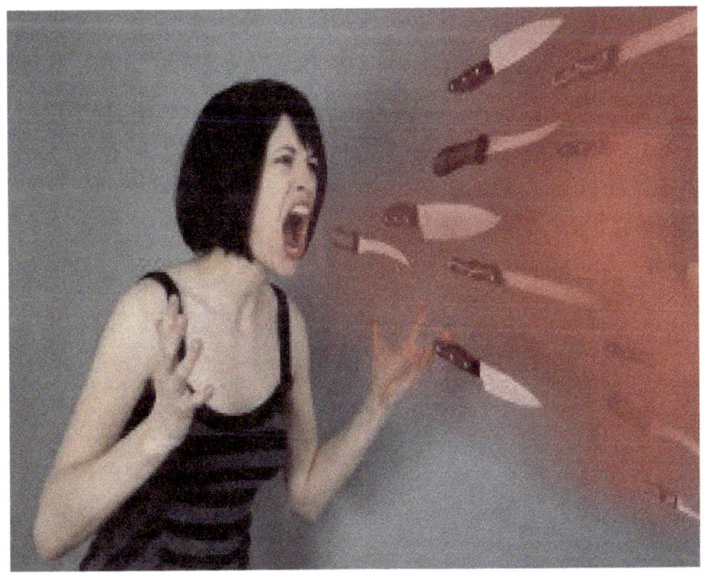

Die Informationen in diesem Buch sind für unterhaltende und bildende Zwecke gedacht. Die Autorin ist im Falle von zufälligen oder absichtlichen Folgeschäden, die in diesem Buch geboten werden, nicht haftbar zu machen.

Die Informationen, die hier beschrieben werden, können als Zusatztherapie in einer Beratung bzw. Betreuung von Angehörigen der Gesundheitsberufe verwendet werden.

Die Programme oder Produkte, die in diesem Buch beschrieben werden, sind nicht als Ersatz für eine medizinische oder therapeutische Betreuung gedacht. Wenn Sie irgendwelche körperlichen, emotionalen oder psychischen Probleme haben, konsultieren Sie bitte Ihren Arzt.

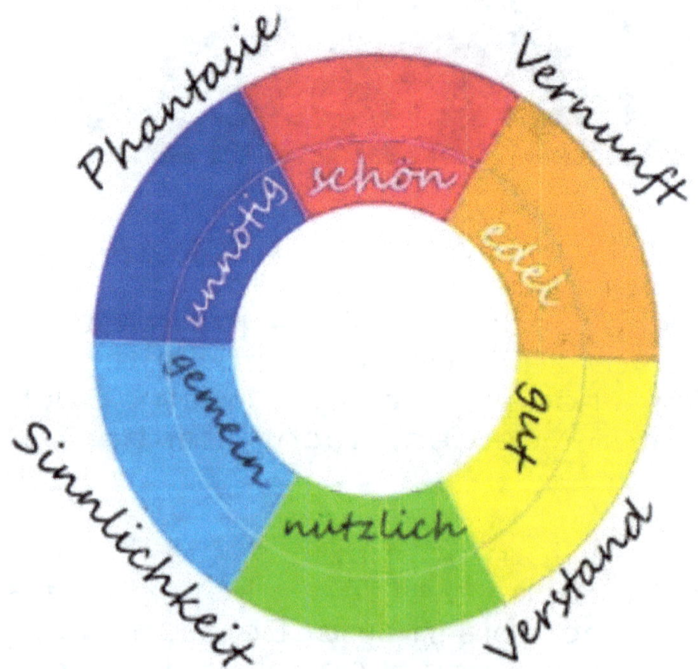

Inhaltsverzeichnis

Vorwort

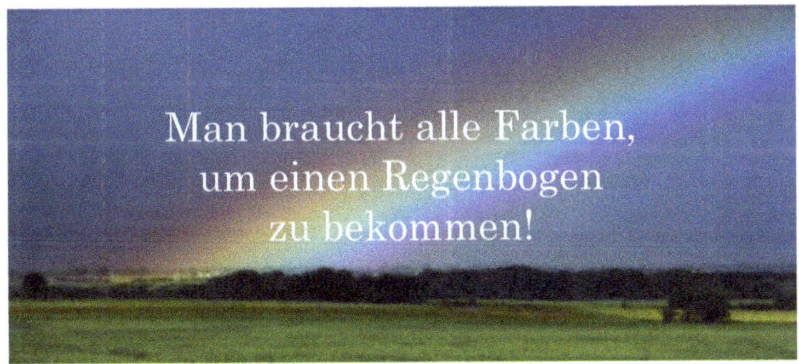

Man braucht schon etwas Zeit und Übung, um ein Verständnis für die Aura Farben und deren zugehörige Energie zu erkennen und die emotionale Verbindung zu verstehen. Man braucht viel Mut und Willensstärke, um alte Muster zu durchbrechen, um sich eine neue und gesündere Lebensweise anzugewöhnen.

Aber tief in unserm Inneren wissen wir alle, dass wir etwas tun könnten, ein bisschen jeden Tag. Und irgendwann, wenn Sie eine Kleinigkeit verändert, wird sich auch im Außen etwas ändern. Es beginnt zuerst in der Vorstellung, um sich dann in der Realität zu manifestieren.

Einführung

Man hat Farben schon immer mit Emotionen verbunden, auch in der Sprache, denken Sie nur an "Rosa sehen". Wenn man verliebt ist, sagt man durch eine "rosa Brille" sieht oder "Rot sehen", wenn man wütend ist. Man kennt den Ausdruck: "Gelb vor Neid" oder "Ich sehe schwarz", wenn jemand negativ denkt. Es ist sehr schwer, positiv zu reagieren, wenn jemand negative Energie auf sie ablädt, besonders wenn es um Menschen geht, die einem nahe am Herzen liegen.

Haben Sie sich mal gewundert, warum Babys einen oft nicht direkt ansehen, sondern eher über den Kopf starren? Warum sie bei manchen Menschen, die sie nie zuvor gesehen haben, lächeln, aber bei anderen zum Weinen anfangen. Kleine Kinder sehen mehr, als Erwachsene sehen, ihr Hirn und ihre Augen sind noch nicht "trainiert". Sie haben eine andere Sehweise, sie sehen mit ihrem ganzen Wesen.

Erkennen und verstehen Sie das menschliche Verhalten und reagieren Sie auf andere mit Verständnis. Verstehen Sie, dass jede Emotion eine Reaktion auf die Aura bewirkt.

Jede innere Anspannung ist vergleichbar mit der Dissonanz eines Instruments und führt zu negativen Schwingungen des Energiefeldes. Diese Wirkung kann Störungen im Körper und letztendlich der inneren Organe bewirken. Daher ist es wichtig, dass man sich über diese Reaktionen bewusst ist.

Referenzen

"Wir sind Bündel von Informationen und Energie. Und Licht kann daher den Heilungsprozess tiefgreifend beeinflussen"
Deepak Chopra, Bestseller Autor

"Ich habe nach einen speziellen Biofeedback Gerät wie diesem lange gesucht, seit ich zum ersten Mal in der Biofeedback Forschung im Jahr 1969 beteiligt war. Ich denke, die Aura Technologie wird ein unschätzbares Werkzeug für alle sein, die versuchen, sich selbst oder anderen zu helfen und um Gesundheit und Wohlbefinden zu manifestieren. Es ist das Gerät für Fachkräfte, die Effizienz ihrer Arbeit demonstrieren und bestimmen wollen."
Steven Halpern, Musiker, Produzent & Autor

"Bettina eröffnet das Verständnis für das Energiefeld, die unser geistig mentales Selbst ist. Diese Technologie kann auch Ihnen helfen, Ihre eigene Energie und die ihrer Umgebung zu finden und sich zu einem höheren Niveau weiterentwickeln."
Dannion Brinkley, Bestseller Autor

Ich genoss die Lichter, ich war einfach nur da. Wenn Lichter bei manchen Personen einen epileptischen Anfall verursachen können, dann wird durch Licht eine emotionale Auswirkung bewirkt, d.h. gewisse Sensoren im Gehirn stimulieren eine heilende Wirkung. Jedenfalls ist das, was Bettina da macht, wirklich cool. Ich bin Jude, daher ist die Kabbala und Aura ein Teil meines Hintergrundes. Ich mag diese Art Technologie und hoffe, dass ich bald wieder die Gelegenheit für eine Farblicht Sitzung bekomme!
Garrett, President, Los Angeles Loft Company

Wir hatten eine tolle Zeit mit Bettina hier bei unserem Wellnesstag. Sie hatte eine tolle Art mit den Hausbesitzern umzugehen und alle fanden die Aurafotos sehr interessant. Es gab am nächsten Tag eine Menge Diskussionen über die individuellen Fotos. Wir hoffen darauf. bald wieder so einen Event zu planen. Vielen Dank auch, dass sie so kurzfristig gekommen sind. Es war wirklich etwas ganz Besonderes für alle.
Marilyn S., Trilogy Community, Kalifornien

TEIL 1

GESCHICHTE

&

WISSENSCHAFT

Biofeedback

Biofeedback Verfahren wurden in den späten 60er Jahren angewandt und als Laborverfahren angewendet, um in der experimentellen Forschung die Hirnaktivität, den Blutdruck, die Herzfrequenz und andere Körperfunktionen trainieren zu können, die man bis dahin nicht beeinflussen konnte.

Viele Wissenschaftler warteten auf die heutige Zeit mit Spannung. Damals dachte man, dass wir dann in der Lage sein werden, unsere Gehirnwellen bewusst zu manipulieren.

Biofeedback ist eine beliebte Methode, die heutzutage auch im Gesundheitsbereich eingesetzt wird. Physiotherapeuten benutzen Biofeedback, um Opfern von Schlaganfällen dabei zu helfen, die Beherrschung über die gelähmten Muskeln wiederherzustellen. Psychologen helfen ängstlichen Menschen, Entspannung zu lernen. Spezialisten in vielen verschiedenen Bereichen verwenden Biofeedback, um Patienten zu helfen, mit Schmerzen umzugehen usw.

Die neuesten, wissenschaftlichen Erforschungen entsprechen Einsteins' Einheitlicher Feldtheorie.
Diese sagt, dass sich der menschliche Körper dem Energiefeld entziehen kann. Allerdings kann ein Ungleichgewicht oder eine Verzerrung im Bereich der Energie dazu führen, dass eine Krankheit in den physischen Körper eintreten kann. Die medizinische Forschung hat gezeigt, dass Biofeedback bei der Behandlung vieler Erkrankungen und Schmerzzuständen helfen kann. Das heißt, dass wir viel mehr Kontrolle über sogenannte unwillkürliche Körperfunktionen haben, als wir es für möglich halten.

Sie haben sicher schon einmal ein Biofeedback System verwendet: Ihre Temperatur gemessen oder sich gewogen. Das Thermometer und die Waage sind beide also "feedback" Geräte. Damit haben Sie gelernt, den momentanen Zustand zu beobachten und eventuell zu verbessern.

Ärzte verlassen sich auf wesentlich komplizierte Biofeedback-Geräte. Medizinische Geräte zeigen die inneren Körperfunktionen mit weit größerer Empfindlichkeit und Präzision, als wir dies ohne Hilfsmittel einschätzen können. Diese

Information kann sehr wertvoll sein, da Patienten wie Therapeuten den Fortschritt einer Behandlung abschätzen und bewerten können.

Für Patienten funktioniert das fast wie eine Art sechster Sinn, den sie "sehen" oder "hören" können und die die Aktivität des Körpers messen lassen. Normalerweise werden elektrische Signale der Muskeln gemessen. Diese werden dann auf eine solche Art dargestellt, dass der Patienten dies erkennen und nun z.B. eine Muskelveränderung erreichen kann.

Wie funktioniert Biofeedback?

Die meisten Patienten, die Biofeedback anwenden, werden speziell dazu ausgebildet, sich zu entspannen und lernen Entspannungs-therapien. Die meisten Wissenschaftler glauben, dass Entspannung eine wichtige Komponente in Biofeedback Behandlungen ist, besonders für die vielen stressbedingten Erkrankungen, wie z.B. Burn-out.

Die Begründung über die Auswirkungen von Stress auf den Körper ist allgemein bekannt. Belastende Ereignisse erzeugen starke Gefühle, die bestimmte körperliche

Reaktionen hervorrufen. Viele dieser Reaktionen werden durch unser sympathisches Nervensystem kontrolliert, der Körper reagiert im Notfall mit Flucht oder Kampf.

Diese zwei Notfallreaktionen entstanden in der Urzeit. Zeiten, in der Menschen mit meist körperlichen Bedrohungen konfrontiert wurden. Obwohl "Bedrohungen" heute selten körperlicher Natur sind, reagiert der Körper wie damals:
Die Pupillen erweitern sich, um mehr Licht hereinzulassen, der Puls erhöht sich und Adrenalin wird ausgestoßen.

Blutgefäße unter der Haut verengen sich, um Blutungen zu verringern, während sie sich im Gehirn und in den Muskeln dehnen, um die Sauerstoffversorgung zu erhöhen.
Der Prozess des Magen-Darm-Traktes verlangsamt, um die Energie, die zur Verdauung gebraucht wird, zu reduzieren.
Das Herz schlägt schneller und der Blutdruck steigt. Normalerweise beruhigt sich der Körper von allein, wenn ein belastendes Ereignis vorbei ist.

Ein Beispiel:

Stellen Sie sich vor, Sie sind zu Fuß in einer dunklen Straße und hören, wie jemand Ihnen entgegenläuft, sie sehen aber nichts, da es zu dunkel ist. Die meisten Menschen bekommen jetzt Angst. Ihr Körper bereitet sich zur Abwehr von Angreifern vor oder sie wenden sich gleich zur Flucht um. Wenn dann die Situation vorbei ist und sie sicher im Auto sind und wegfahren können, entspannen Sie sich nach und nach.

Oder sie überholen ein Auto oder werden selbst überholt und kommen in eine brenzlige Situation, spätestens jetzt haben Sie sicher ein Bild vor Augen und wissen, welches Gefühl ich meine.

Wenn Sie hingegen wütend auf den Chef sind, ist es anders. Ihr Körper kann sich vorbereiten, um zu "kämpfen". Aber da Sie wahrscheinlich Ihren Job behalten wollen, verstecken Sie ihre echten Gefühle, sie ignorieren sie eventuell.

Oder sie haben Kinder, die pausenlos etwas anderes wollen, Sie müssen aber im Supermarkt und wollen fertig einkaufen und können und wollen jetzt nicht als schlechte und schreiende Mutter dastehen.

Diese Situationen können buchstäblich krank machen. Ihr Körper hat sich für ein

Aktion vorbereitet, aber Sie können nicht handeln.

Menschen unterscheiden sich in ihrer Art, wie sie auf Stress reagieren. Manche reagieren aktiver als andere. Viele Experten glauben, dass diese individuellen körperlichen Reaktionen auf Stress zur Gewohnheit werden können. Wenn der Körper immer wieder gestresst wird, können eine oder mehrere Funktionen dauerhaft überaktiv werden. Dies kann zu tatsächlichen Schäden im Körpergewebe führen.

Wo wird Biofeedback heutzutage verwendet?

Klinische Biofeedback-Techniken sind mittlerweile weit verbreitet, um eine immer länger werdende Liste von Erkrankungen zu behandeln.

Dazu gehören:
- Migräne
- Spannungskopfschmerzen
- Erkrankungen des Verdauuungssystems
- Hoher & niedriger Blutdruck
- Herzrhythmusstörungen
- Epilepsie
- Lähmungen
- andere Bewegungsstörungen

Spezialisten, die ein Biofeedback Training anbieten, gibt es in allen möglichen Bereichen, vom Psychiater zum Psychologen, Zahnärzte, Internisten, Krankenschwestern und Physiotherapeuten. Die meisten verlassen sich auch auf andere Techniken. Patienten wird in der Regel irgendeine Form von Entspannungsübungen gelernt. Manche erkennen leider recht selten die eigentlichen Umstände, die die Symptome auslösen.

Sie sollten natürlich lernen, wie sie belastende Ereignisse vermeiden und v.a. bewältigen können.

Meistens genügt es, gewisse Gewohnheiten zu ändern, und manchmal werden spezielle Techniken, um Selbstkontrolle zu erhalten, geschult.

Es gibt eine Reihe von Therapeuten, die sagen, dass Patienten vergessen bzw. verlernt haben, wie man sich richtig entspannt. Rückmeldung der körperlichen Reaktionen wie Hauttemperatur und Muskelspannung liefert Informationen, die Patienten einen entspannten Zustand erkennen lassen.

Der Wert des Rückkopplungssignals als Informationsfaktor ist noch größer, als wir dachten. Sehen ist glauben und Veränderungen können daher viel schneller geschehen.

Die einzigartige Kombination von Biofeedback, Farbpsychologie, Energie-Medizin und Aura Chakra Informationen gepaart mit Multimedia Technologie verwandelt **AURA SYSTEME** in eine neue Dimension, die über die heutige Biofeedback Technologie hinausgeht.

"Der Schlüssel zu dieser Technologie ist das Zusammenspiel zwischen den gemessenen Biofeedback Daten und dem spezifischen emotional-energetischen Zustand.

Biofeedback ist die Wissenschaft der unbewussten, physiologischen Parameter, die mit Hilfe eines technischen Gerätes gemessen wird. Das Ziel ist es, diese Parameter ins Bewusstsein zu bringen, sodass der Patient seine unbewussten Fähigkeiten erkennt und ändern kann.

Geschichtlicher Rückblick

Einer der ersten Menschen,
die eine Art Aura Messung
durchgeführt haben, war
der berühmte Erfinder
**Nikola Tesla
(1856-1943)**

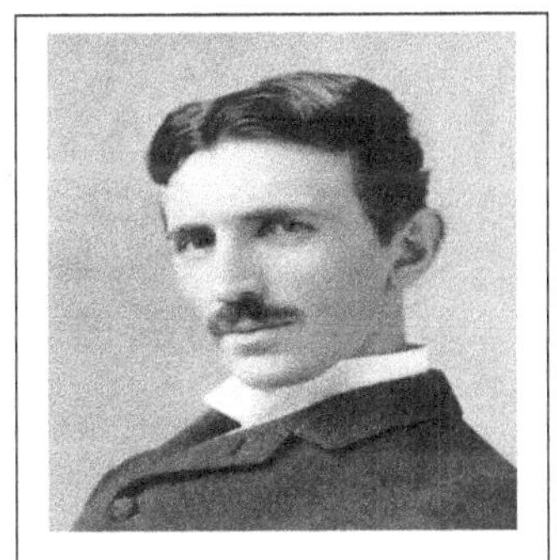

Anfang des 19. Jahrhunderts begann er mit
seiner revolutionären Entwicklung des
Elektromagnetismus.

Außerdem muss hierzu **Semjon Kirlian**
(1898 -1978) erwähnt werden. Er war ein
sowjetischer Elektroingenieur, der
zusammen mit seiner Frau Valentina
die KIRLIAN FOTOGRAFIE entwickelt hat.
1939 hatte Semjon sich einen Ruf als beste
lokale Ressource für elektrische Reparatur
erworben. Und wurde oft gerufen, um
Wissen-schaftlern und Laboren
auszuhelfen.

Dabei sah er eines Tages zufällig die
Demonstration eines Hochfrequenz

Elektrotherapie-Geräts von Jacques-Arsène d'Arsonval (1851-1940).
Er bemerkte einen kleinen Lichtblitz zwischen den Elektroden der Maschine und der Haut des Patienten gab und fragte sich, ob er in der Lage wäre, dies zu fotografieren, was ihn später als Kirlian Erfinder berühmt machen
sollte.

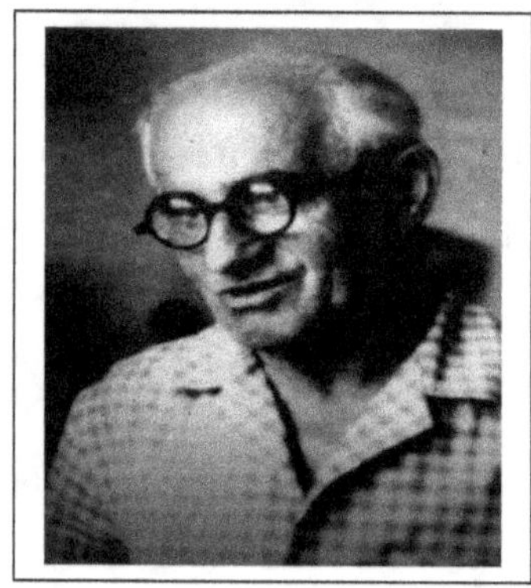

Kirlian machte allerdings unterschiedliche Aussagen, in Bezug darauf, ob ein Kirlian Bild mit der menschlichen Aura verglichen werden kann.

Meine persönliche Meinung dazu ist ein klares Nein, allerdings ist die Kirlian Fotografie sehr interessant.

Sir Isaac Newton (1643 bis 1727)

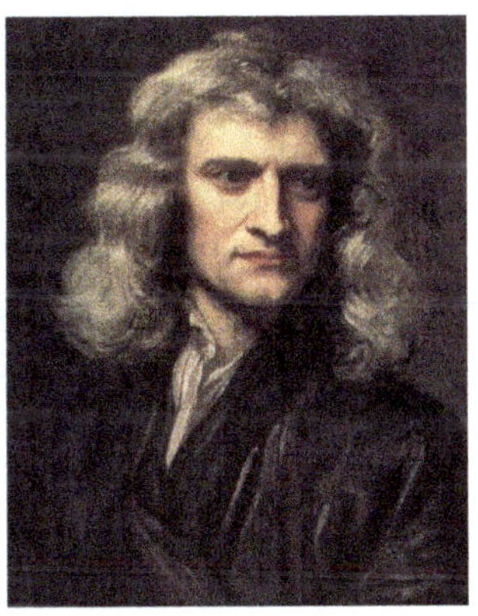

war ein englischer Naturforscher und Mathematiker. In der Sprache seiner Zeit, die zwischen natürlicher Theologie, Naturwissenschaften und Philosophie noch nicht scharf trennte, wurde Newton als Philosoph bezeichnet.

Er entdeckte die verschiedenen Farben des Lichts, darunter die drei Primärfarben Rot, Grün und Blau.

Max Planck (E=hf)
war ein bedeutender deutscher Physiker auf dem Gebiet der theoretischen Physik.

Er gilt als Begründer der Quantenphysik.
Für die Entdeckung des planckschen Wirkungsquantums erhielt er 1919 den Nobelpreis für Physik des Jahres 1918.

Das Planckschen Wirkungsquantum (h) ist das Verhältnis von Energie (E) und Frequenz (f) eines Photons der Formel. Dies bedeutet, dass Photonen mit niedrigen Frequenzen (Radiowellen), niedrigere Energien haben als Photonen mit hohen Frequenzen (Röntgenstrahlen).

Es ist das Fundament der Quantenphysik und verknüpft Eigenschaften, die entweder nur Teilchen oder Wellen zugeschrieben wurde. Damit ist es die Basis des Welle-Teilchen-Dualismus der klassischen Physik.

TEIL 2

FARBE

Additiver Farbkreis

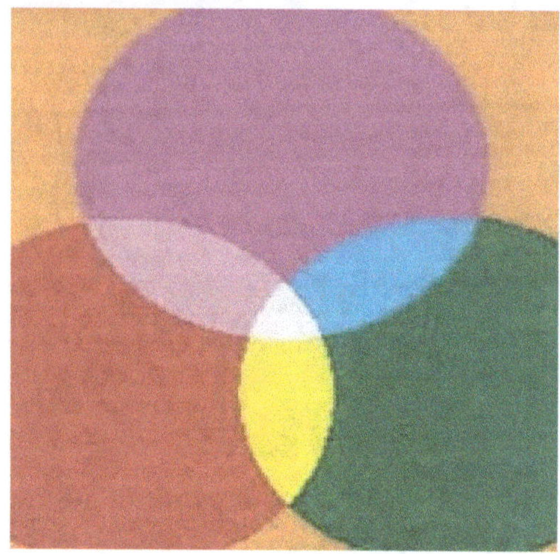

Bei der additiven Farbmischung addiert sich die Strahlungsenergie der Farben, das bedeutet: Beim Übereinander der Lichtfarben entstehen hellere Farbtöne.

Farben sehen - Ohne Licht keine Farbe

Ohne Licht gäbe es keine Farbe auf der Welt. Lässt man weißes Licht durch ein Glasprisma fallen, sieht man, dass sich das Licht in dem Glaskörper bricht und in verschiedene Farben aufspaltet. Denn Licht besteht aus elektromagnetischen Wellen, wobei jede Farbe eine andere Wellenlänge hat und im Prisma unterschiedlich stark gekrümmt wird. Das bedeutet:

Weißes Licht ist aus farbigen Lichtern, den sogenannten Spektralfarben, zusammengesetzt (Regenbogen).

Farbmischungen

Grundsätzlich unterscheidet man zwischen sogenannten Lichtfarben und Körperfarben. Die Lichtfarben tauchen im Lichtspektrum auf, während die Körperfarben auf die Eigenschaften materieller Körper, zum Beispiel Gras, zurückgehen.

Deswegen gibt es zwei Arten von Farbmischungen. Die eine nennt man additive Farbmischung - sie entsteht durch die Addition von zwei oder mehreren farbigen Lichtquellen.

EIN BEISPIEL:

Mischt man rotes und grünes Licht, dann entsteht an der Schnittstelle, an der sich beide Lichtfarben mischen - gelb. Gibt man dann noch violettblaues Licht dazu, so entstehen an den anderen Schnittstellen noch Zyanblau und Magentarot. In der Mitte, wo sich alle drei Lichtfarben überlagern, entsteht weißes Licht.

SUBTRAKTIVER FARBKREIS:

Von subtraktiver Farbmischung spricht man, wenn von einer Lichtquelle Strahlungsenergie durch Ausfiltern oder Absorbieren weggenommen wird.

Genau das passiert bei den Körperfarben. Wenn sie sich mischen, wirken die einzelnen Körperfarben wie Filter und absorbieren bestimmte Teile des Lichts.

Subtraktiver Farbkreis:

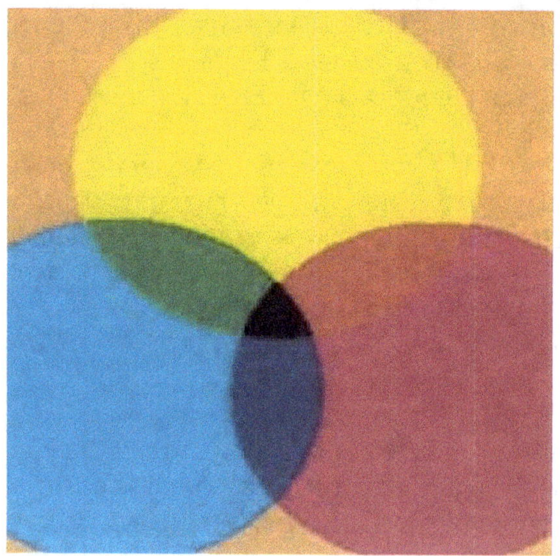

Das Ergebnis: Je mehr Körperfarben sich mischen, desto dunkler wird das Ergebnis der Mischung, denn mit jeder neuen Körperfarbe wird Licht „abgezogen". Beispiel: Schiebt man vor eine weiße Lichtquelle Blau und Gelb so entsteht Grün.

Die Farben von Gegenständen

Die Gegenstände unserer Welt erhalten also ihre Farbe, indem sie - je nach Materie - verschiedene Strahlen verschlucken und andere reflektieren. Wasser zum Beispiel absorbiert langwelliges Licht viel besser als kurzwelliges. Der Rotanteil des Sonnenlichts wird deshalb bereits nach wenigen Metern unter Wasser geschluckt. Geht es noch tiefer, verschwinden nacheinander die orangefarbenen, gelben und grünen Anteile. Das blaue Licht dagegen wird am wenigsten geschluckt und am stärksten reflektiert, also zur Oberfläche zurückgeworfen. Darum sind unsere Meere blau. Das üppige Farbspektrum der Natur ist also nichts anderes als unterschiedlich aufgenommene und reflektierte Bestandteile unseres Sonnenlichts. Wenn wir Farbe sehen, sehen wir im Grunde genommen farbiges Licht, das vorher den Umweg über die Oberfläche eines Gegenstandes genommen hat.

Farbsehen des Auges

Auf dem Prinzip der Mischung von Farben beruht auch das Farbsehen unseres Auges. Das ist ähnlich aufgebaut wie eine Digitalkamera. Das einfallende Licht wird von der Linse fokussiert und fällt gebündelt auf die Netzhaut. Die Iris regelt dabei je nach Helligkeit wie eine Blende die Menge des Lichts.

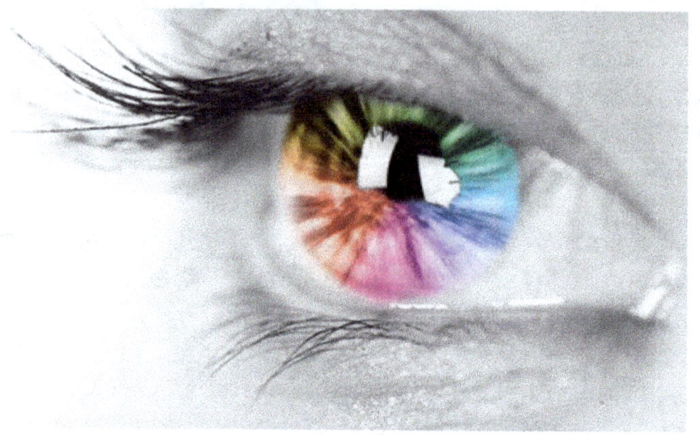

Die Netzhaut hat Sensoren, die auf unterschiedliches Licht sensibilisiert sind. Diese teilen sich in zwei Arten von Rezeptoren, die das Licht aufnehmen. Über eine komplizierte chemische Reaktion erzeugen sie Impulse, die an das Farbzentrum des Gehirns weitergeleitet werden.

Helligkeit und Farbe

Die eine Rezeptoren Art nennt man Stäbchen: Sie reagieren auf alle Farben etwa gleich und erfassen so einfarbige Helligkeitseindrücke. Würden wir nur mit ihnen sehen, erschiene uns die Welt schwarzweiß. Die andere Rezeptoren Art ist für unser Farbsehen zuständig. Sie nennt man Zapfen.

Von diesen gibt es drei verschiedene Arten, die für unterschiedliche Farbbereiche empfindlich sind, für Rot,

Blau und Grün. Im Gehirn werden dann die drei Farbbereiche sowie die entsprechenden Helligkeitseindrücke zusammengeführt - wir sehen bunt. Solange es heller Tag ist, arbeiten Zapfen und Stäbchen zusammen. Mit abnehmendem Licht und Beginn der Dämmerung, übernehmen immer mehr die Stäbchen das Sehen. Im Dunkel der Nacht sind dann allein die Stäbchen aktiv.

Farbfehler
Zur Farbfehlsichtigkeit kommt es, wenn eine Zapfenart defekt ist. Bekannt ist zum Beispiel die Rot-Grün-Schwäche, bei der die betroffenen Personen Rot und Grün nicht auseinanderhalten können. Nicht nur im Straßenverkehr mit Ampeln kann das zu Schwierigkeiten führen. Wenn alle Zapfenarten defekt sind, nennt man die Farbenblindheit. Statistisch leiden mehr Männer als Frauen unter diesen Defekten.

Auge und Gehirn - ein gutes Team

Farbe ist also nicht einfach da. Sie entsteht nur in dem Moment des Sehens. Unsere Wahrnehmung der Farbe besteht aus der Zusammenarbeit zwischen Augen und Gehirn. Unser Gehirn empfängt und verarbeitet die Licht- und Helligkeitsimpulse nach einem hochkomplizierten Ordnungssystem, besser als jeder Computer der Welt. Jeder Moment unseres Sehens wird ununterbrochen neu verarbeitet und interpretiert. So können wir Farbe wahrnehmen. Das System der Wahrnehmung ist so kompliziert, dass es bis heute niemand genau erklären kann.

www.planet-wissen.de

Farbüberblick

Farbe ist mehr als Dekoration und Genuss für die Augen, es ist Licht!

Licht spaltet sich in unterschiedlichen Wellenlängen auf und vibriert in verschiedenen Geschwindigkeiten oder Frequenzen. Ein Objekt, das alle Wellenlängen absorbiert und nichts reflektiert, wird als die Farbe Schwarz gesehen und ist ein Objekt, das alle Wellenlängen widerspiegelt. Zwischen Schwarz und Weiß liegt FARBE. Farben sind Wellenlängen von Energie, das Grundprinzip der Farben.

Ein Apfel ist rot, weil er alle Farben außer rot absorbiert. Rot hat auch die längste Wellenlänge aller Farben. Farbe ist pure Energie und jede Farbe hat eine andere Frequenz und Leistung, die uns durch sogenannte Lichtwellen erreichen. Licht stimuliert unser Hormonsystem, das durch die sieben Hauptenergiezentren (den Chakren) zu unserem Körper verbunden ist.

Seit Tausenden von Jahren, haben chinesische, indische und tibetische Ayurveda-Praktiker die positiven Aspekte und Zusammenhänge von Farbe gekannt und verwendeten diese Prinzipien der Lichttherapie zur Heilung.

Der beste Teil des Regenbogens ist nicht der Topf voll Gold. Es ist der Regenbogen!

Sichtbare Licht-Wellenlängen:

Kurzwelle   -   Langwelle

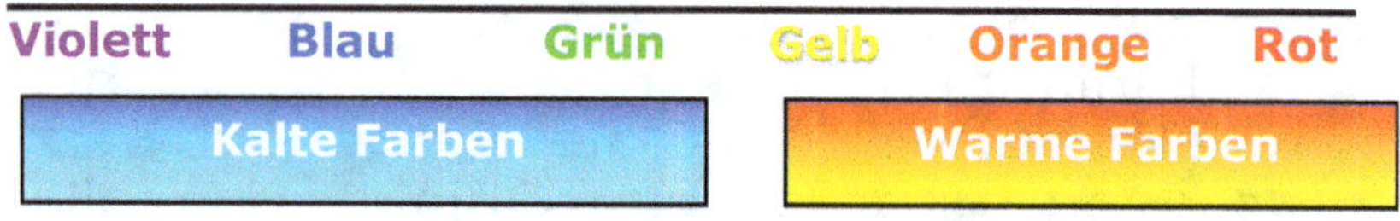

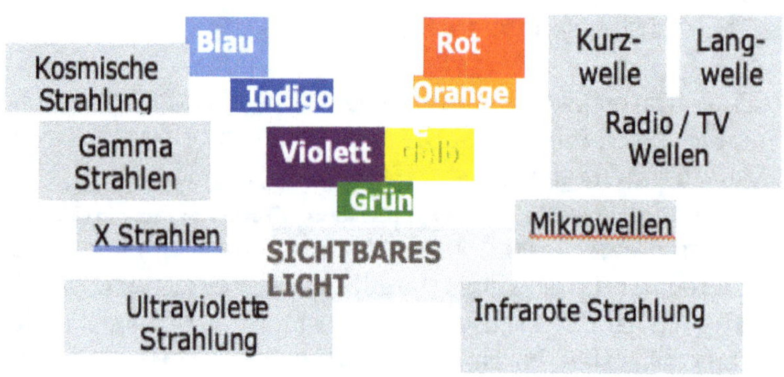

"All das und wir sehen nur Farbe"

Gamma-Strahlen sind die gefährlichsten Strahlen. Die Wellen sind kleiner als Atome, aber voller Energie und gehen direkt durch feste Gegenstände und töten lebende Zellen. Dieser Prozess wird heutzutage im medizinischen Bereich verwendet, um Krebszellen zu zerstören.

Röntgenstrahlen sind als Atome klein und enthalten viel Energie und sind etwas weniger schädlich als Gammastrahlen. Sie durchdringen problemlos durch den menschlichen Körper, werden aber von Knochen, Zähnen und auch Metall blockiert. Damit entstehen Röntgenbilder wie im Krankenhaus, beim Zahnarzt, aber auch Sicherheitsscanner funktion-ieren auf diesem Prinzip.

UV-Strahlung (ultraviolett) entsteht in der Sonne, aber wir können sie nicht sehen, Bienen, Vögel und Schmetterlinge hingegen schon. Einige UV-Wellenlängen können tief in die menschliche Haut reichen und dabei die lebenden Zellen im Inneren schädigen, was zu Sonnenbrand, Falten und auch zu Krebs führen kann.

SICHTBARES LICHT ist die einzige elektromagnetischer Strahlung, die wir als Farben erkennen können. Wir sehen die langen Wellen als rote Farbe, kurze Wellen erscheinen violett.

Infrarotstrahlen strahlen Wärme aus. Obwohl sie unsichtbar sind, kann man sie durch Nachtsichtbrillen erkennen, und wir können sie auch auf der Haut spüren. Infrarotwellen gibt es in verschiedenen Größen, von mikroskopisch klein bis zur Stecknadelkopf Größe.

Mikrowellen sind sehr kurzen Radiowellen. Auch sie gibt es in verschiedenen Größen unterscheiden von der eines Stecknadelkopfes bis zur Armlänge. Eine Mikrowelle erhitzt Essen mit 12 cm lang Mikrowellen.

Diese Wellenlängen erhitzen Wasser-moleküle, aber gehen durch Dinge wie Glas und Kunststoff ohne Erhitzung. Ob es gesund ist, solch erhitztes Essen zu genießen, sei dahingestellt.

Handis/Wi-Fi Geräte senden ihre Signale durch kurze Funkwellen (Radiowellen) von der Größe zwischen Mikrowelle und einigen Metern. Mobiltelefone und Emails werden via Mikrowellen gesendet. Kurzwellen laufen in einer geraden Linie und gehen nicht um Hindernisse herum.

Radio/TV-Stationen senden via Radio-wellen, die zwischen ein paar Meter (TV und FM-Radio), bzw. mehrere Hunderte von Metern (AM Radio) lang sind. Es gibt 2 versch. Funkwellen: Durch Änderung der Wellenstärke oder durch Änderung der Frequenz. Sehr lange Wellen können sich um Hindernisse und Kurve und durch die Atmosphäre bewegen, daher gibt es sie überall auf der Welt

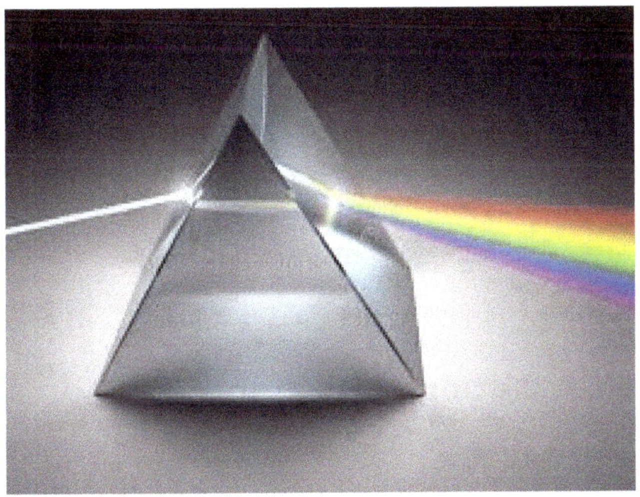

Wann ist Licht sichtbar?

Nehmen wir einmal an, Sie verwendet eine Pinzette, um Lichtwellen zu dehnen. Wenn die Wellen länger werden, würden sie die Farbe ändern. Irgendwann sind sie dann für unsere Augen unsichtbar, da wir nur bestimmte Wellenlängen sehen. Es gibt viele Lichtarten, deren Wellenlängen lang oder kurz sind. In Verbindung mit sichtbarem Licht bilden diese das "elektromagnetische Spektrum."

Für **Tiere** sieht die Welt ganz anders aus: Manche sehen in Farben, andere in schwarz und weiß. Katzenpupillen vergrößern sich, um Licht reinzulassen. Tauben können den Kopf verdrehen, um "ein Auge" auf Sie werfen.

Hunde können rot und grün nicht sehen. Sie sehen etwas heller und weniger detaillierter als der Mensch. Ihr peripheres Sehen ist besser als unseres, Hunde können daher mehr von der Welt sehen. Hunde sehen wesentlich besser als der Mensch bei Nacht und erkennen bewegende Objekte besser.

Die Unterschiede der visuellen Fähigkeit sind sinnvoll für die jeweilige Evolution. Gute Tiefenwahrnehmung und Sehschärfe sind essentiell für einen Affen, um sich von Baum zu Baum schwingen zu können. Gutes Farbsehen ermöglicht dem Primaten, die reifersten und nahrhaftesten Früchte zu finden. Andererseits ist ein Raubtier auf scharfe Eckzähne angewiesen und der nächtliche Jäger ist darauf gut angepasst.

Wenn Licht ins Auge trifft, stimuliert es die Nervenimpulse des Hypothalamus, der Teil des Gehirns, der für Stimmung, Appetit, Schlaf, Temperatur und Sexualtrieb verantwortlich ist. Diese neuronalen Impulse regen die Zirbeldrüse an, die den Hormonhaushalt regelt.

Es ist erwiesen, dass das UV-Licht antivirale und antibakterielle Eigenschaften hat. Die physiologische Wirkung von Farben auf den menschlichen Körper (besonders auf die Stimmung) ist allgemein bekannt.

Licht- und Farbtherapie, werden von der modernen Medizin anerkannt und sind weit verbreitet.

Weitere Therapien wie Reflexzonenmassage, Akupunktur, Schwingungsmedizin, Magnetfeld - Therapie, usw. enthalten häufig Aspekte der Licht- und Farbtherapie.

Sehen Sie hier die sichtbare Lichtwellenlänge Tabelle, die mich immer an den chemischen Säure-Base-Indikator erinnert:

sauer	neutral	basisch
PH Wert 4-6	PH Wert 7	PH Wert 8-12

Menschen mit einem blau/violetten Energiefeld bilden den basischen Anteil und alle Menschen, die in warmen Farben schwingen, bilden den sogenannten sauren Anteil.

Die psychologische Seite

Die Farbschwingungen können alle unseren physiologischen Systemen direkt beeinflussen. Sonnenlicht und Kunstlicht werden seit Jahrhunderten verwendet, um physische und psychische Gesundheit wiederherzustellen.

Darüber hinaus hat die Medizin, die äußerst wichtige Rolle erkannt, die Licht spielt. Nämlich die Regulierung unserer biologischen Uhr, die die Hormonproduktion, den Schlaf und unsere Verhaltensweisen steuert.

Ein Farberlebnis bietet die Möglichkeit, sich selbst zu entdecken und hat Auswirkungen auf ihr Wohlbefinden. Die Auswirkung einer Farbe auf unser Gefühl scheint von Tag zu Tag, von Stunde zu Stunde unterschiedlich zu sein.

Jeder Mensch hat seinen eigenen, optimalen Wohlbefinden-Zustand und wird ständig nach Möglichkeiten suchen, um dieses Hochgefühl aufrechtzuerhalten bzw. wieder-herzustellen.

Mit Hilfe der Farben können Sie sich Harmonie verschaffen. Sie fühlen sich zu einer Farbe sicher mehr als zu einer anderen hingezogen.

Die Energieschwingung dieser Farbe ist, was sie im Moment brauchen, um das Gleichgewicht Ihres emotionalen Zustands wiederherzustellen.

Die emotionale Verbindung zu Farben

Emotionales Verhalten ist ein weitgefächertes Thema in der Psychologie. Es gibt viele Erkenntnisse in dieser Sache.

Wussten Sie, dass nur 10 bis 20% unserer Kommunikation verbal ist? Man möchte meinen, das kann nicht sein, aber es ist wahr. Mehr als 80% unserer Kommunikation und Interaktion mit unserer Umwelt ist unbewusst und nonverbal. Körpersprache, Tonhöhe und Klang der Stimme machen die anderen 80%. Es gibt aber viele, die glauben, dass das, was wir sagen, nicht annähernd so wichtig ist, wie wir es sagen. Ich möchte hinzufügen, dass es sicher genauso wichtig ist, wie wir uns fühlen, wenn wir es sagen.

Seit Anbeginn der Zeit hat Farbe eine bedeutende Rolle gespielt:
Häuptlinge, Krieger und Medizin-männer verwendeten dramatische Farben, um ihre Gegner zu erschrecken oder ihren besonderen Rang anzuzeigen.

In den letzten drei Jahrhunderten sind Wissenschaftler, Heiler und Psychologen sich immer bewusster über die Bedeutung der Farben geworden und haben damit begonnen, deren Bedeutung immer mehr zu erforschen und zu testen.

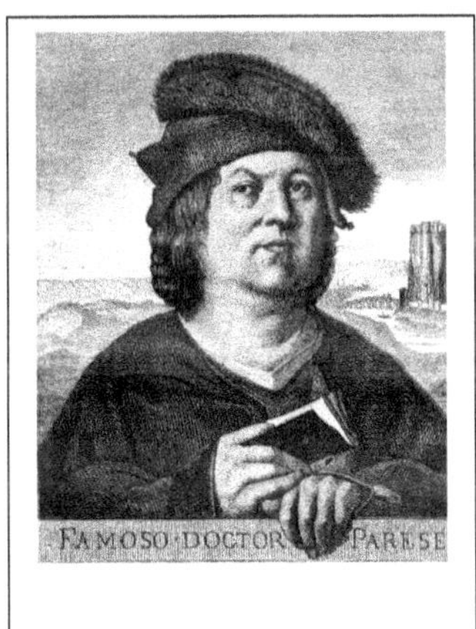

Der berühmte Schweizer **Arzt Paracelsus**, der als einer der Begründer der ganzheitlichen und natürlichen Medizin gesehen wird, war sich der Bedeutung von Farben sehr bewusst und verwendete dieses Wissen in vielen seiner Behandlungen.

Im 18. Jahrhundert bemerkte **Johann Wolfgang von Goethe,** dass seine Forschungen und Schriften über die Farben eins der Wichtigsten seiner vielen Beiträge sei.

Johann Wolfgang von Goethe
1749 –1832

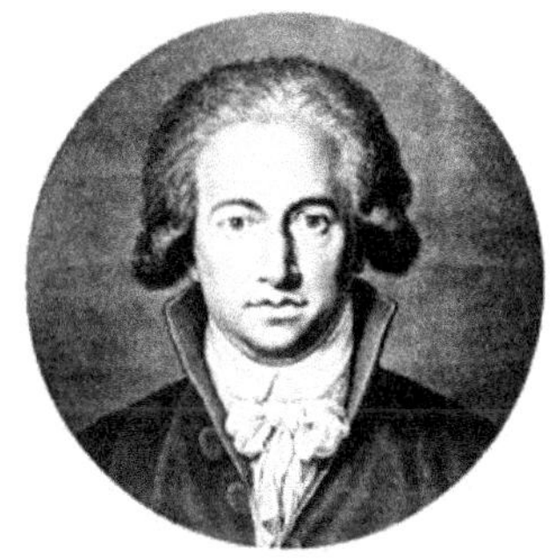

Ursprünglich ist sein Werk: "Die Theorie der Farben" im Jahre 1810 gedruckt worden und wird immer noch als Meisterwerk betrachtet. Goethe war davon überzeugt, dass Farben eine starke Auswirkung auf den menschlichen Körper und die menschliche Psyche haben.

Hippokrates von Kos

(um 450 v. Chr)

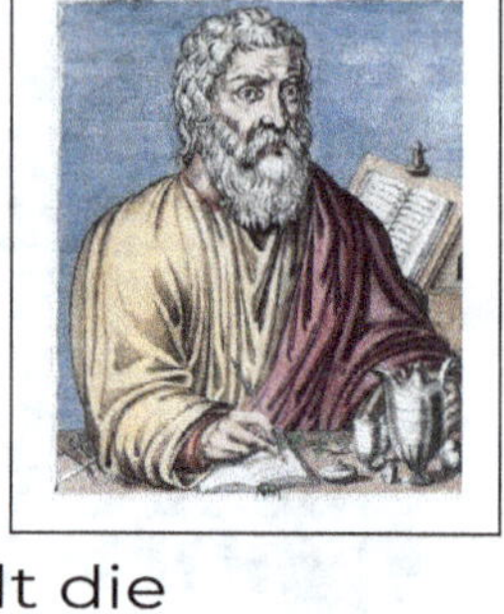

entwickelte eines der 1.
Persönlichkeitssysteme
im antiken Griechenland.

Sein Modell, das er die
4 Temperamente nannte, teilt die
menschliche Persönlichkeit in 4 Gruppen
auf:
**Sanguinisch, Phlegmatisch, Melancholisch &
Cholerisch**

Carl Gustav Jung 1875-1961

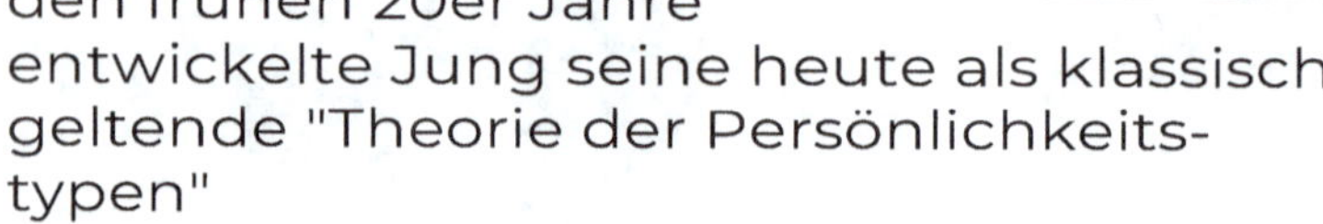

Der Begründer der modernen
Psychologie, hat den Begriff
"Archetypen" verwendet,
um die tief verwurzelten
Strukturen des menschlichen
Verhaltens zu beschreiben. In
den frühen 20er Jahre
entwickelte Jung seine heute als klassisch
geltende "Theorie der Persönlichkeits-
typen"

Sigmund Freud

Und dann ist da natürlich Sigmund Freud (1856-1939), der bekannte österreichische Neurologe, der die psychoanalytische Schule d. Psychologie gegründet und umfangreiche Forschungen über das Unbewusste machte.

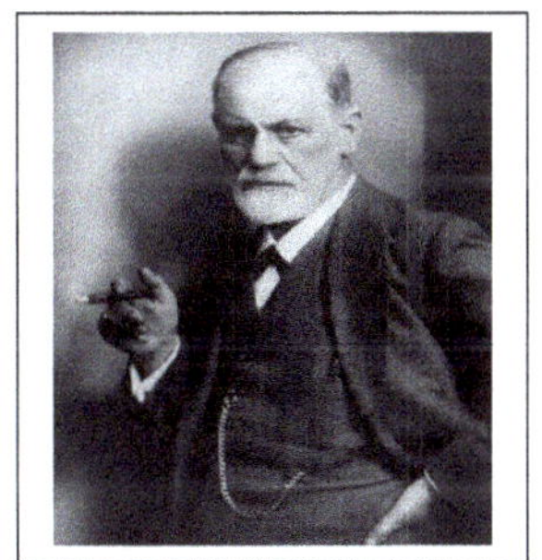

1970 wurde **Prof. Dr. Max Lüscher** (1923 – 2017) dem bekannten Schweizer Psychologen, weltweit Anerkennung zuerkannt. Viele Psychologen und Berater benutzen in ihrer Praxis bis zum heutigen Tage seinen "Lüscher Farbtest" Dieses Werk legte den Grundstein für die Akzeptanz der Bedeutung der Farben, vor allem, wenn sie in Heilberufen eingesetzt werden und als Instrument zur Messung des psychophysischen Zustands verwendet werden.

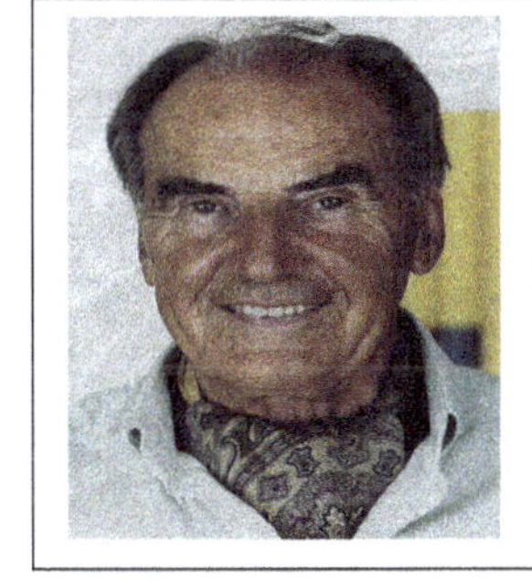

Lüscher wählte bestimmte Farbkombinationen und Schattierungen, die eine spezifische psychologische Verbindung haben.

Zum Beispiel wird Indigo mit Gefühlstiefe und Ruhe, Rot mit Aktivität und Stimulation verbunden. Der Lüscher Farbtest, der an Tausenden Patienten getestet und angewendet wurde, zeigt, dass es eine Sympathie, aber auch eine Abneigung gegen bestimmte Farben gibt. Dies schien eine universelle Wahrheit zu sein, egal welcher Rasse, Alter oder Geschlecht die Testperson war.

Die Lüscher Test wurde für Gesundheitsberufe oder Beratern als Basisversion für die Öffentlichkeit konzipiert. Manche Therapeuten verwenden den Farbtest auch heute noch als Hilfsmittel zur psychologischen Diagnose.

Während der Kindheit nehmen wir Persönlichkeits- und Charakterzüge aus unserer Umwelt an. Durch Vor- und Nachahmung lernen wir nach und nach, gesehenes Verhalten unseren Familien nachzumachen und übernehmen sie, bis wir glauben, wir haben diese selbst geprägt. In den meisten Fällen übernehmen wir Überzeugungen, Regeln und Vorschriften der Gesellschaft, in der wir uns befinden. Dadurch erleben manche Menschen ein Gefühl der Leere oder Depression.

Wie können Sie z.B. Ihr Kind unterstützen, wenn es in der Pubertät ist, eine Phase überwältigender Emotionen, die sogenannte ROT Phase?
Sie haben es wahrscheinlich schon erraten, hier können GRÜNE Farben helfen.

Vermitteln Sie ihm/ihr viel Liebe und Verständnis, kommunizieren sie mit ihm/ihr und machen Sie zusammen lange Spaziergänge in der Natur.

Wenn Kinder oft wütend sind, sind sie zu stark in einer Rotenergie. Dem Kind fehlt Bewegung, am besten in frischer Luft im Garten oder sonst einer grünen Umgebung. Im Winter könnten Sie mit dem Kind eine grüne private Ecke gestalten. Malen Sie eine Wandfläche GRÜN an, stellen Sie Pflanzen auf, lassen Sie das Kind einen grünen Kristall (z.B. einen Peridot) tragen, GRÜNE Kleidung oder machen Sie eine Farblichttherapie mit viel GRÜN.

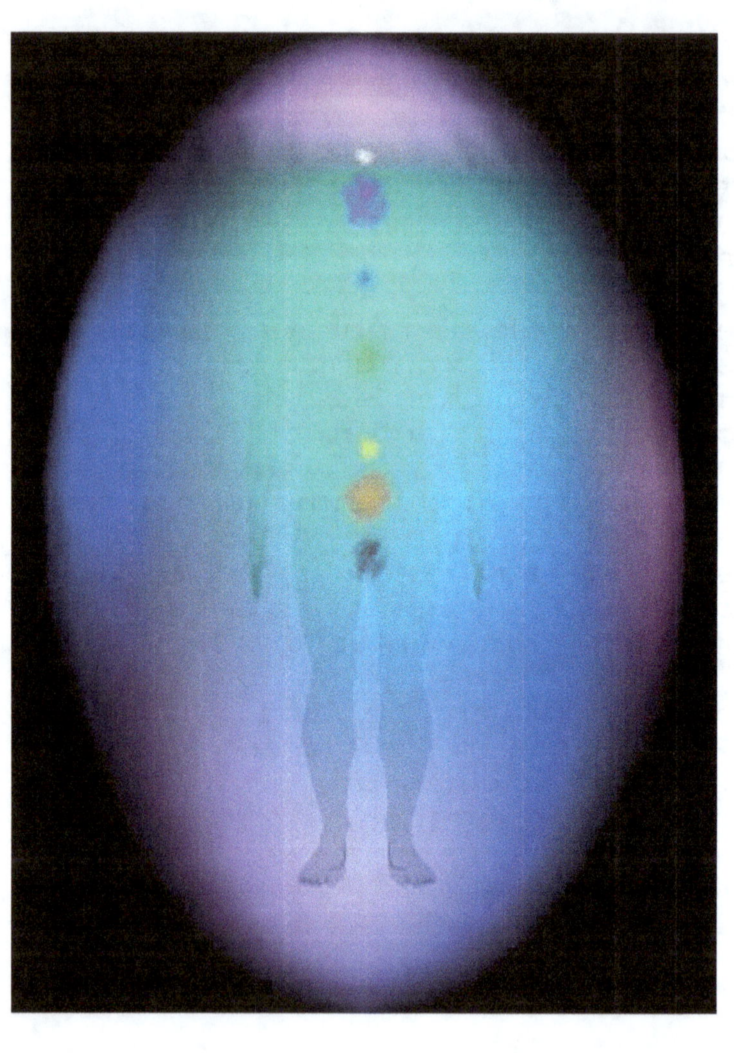

Haben Sie momentan vielleicht ein Kind, das viel weint, gehalten werden mag und nicht zur Schule will?
Dann haben Sie ein BLAUES Kind, sehr sensibel und kreativ, aber sie brauchen viel Bestätigung. Manchmal schreien sie auch nur, um zu kontrollieren, manche betreiben fast eine Art Machtspiel, allerdings mit subtilen Methoden, die stark wirken können.

Dieses Kind muss Eigen-verantwortung lernen und, unabhängig zu werden.

Versuchen Sie ORANGE Farben, lassen Sie es ORANGE tragen, sicher möchten Sie es nicht komplett in orange kleiden, aber man könnte orange Socken tragen oder einen schönen orangen Kristall wie z.B. Karneol tragen oder Sie malen eine Wandfläche ORANGE, allerdings bitte nicht im Schlafbereich.

ORANGE kann Schlafprobleme schaffen, da diese Farbe das Gehirn aktiviert.

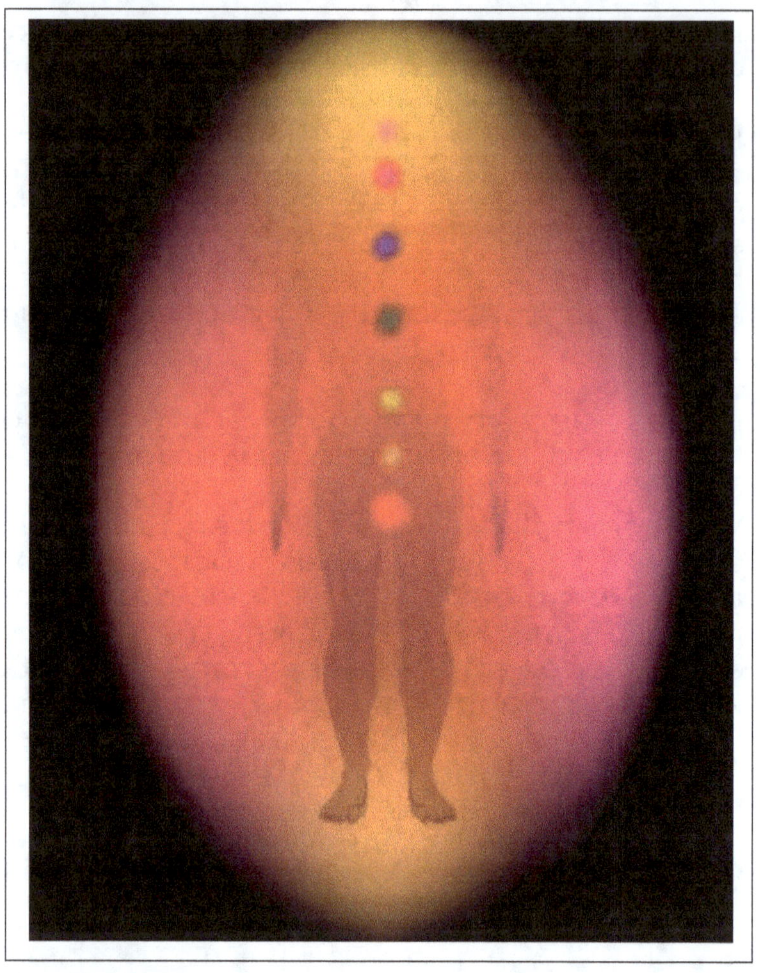

Oder haben Sie ein aktives Kind, das wie verrückt herumläuft und keine Zeit zum Essen findet und schwer einschläft?

Dann haben Sie wahrscheinlich ein superaktives Energiebündel: Ein ROTES Kind!

Fast könnte man sich an GELBE Kinder erinnert fühlen. GELBE Kinder sind hochintelligent, sehr aktiv und haben oft viele Freunde. Dabei meist sehr selbstbewusst und Sie schreiben oft gute Noten... hier haben Sie den Unterschied zu einem roten Kind; diese Kinder haben keine Zeit zum Lernen und Toben lieber draußen.

ROTE Kinder sind Sportfans, schreien, springen und kämpfen. In der Schule sind sie Klassenclown oder der beste Fußballspieler. Lernen fällt ihnen allerdings schwer, weil sich die Gedanken, um Fußball oder etwas ähnliches drehen.

GELBE Kinder sind die Klugen, die tanzen, lesen, Puzzles machen, aber im Schulsport schlecht sind. Allerdings lieben Sie es, zu tanzen oder Schlittschuh zu laufen, meist wegen den Jungs. Sie lernen schneller lesen als andere, sind meist selbstsicher und oft altklug.

Die Aurafarben der meisten Kinder sind:
ROT, **ORANGE** und **Gelb**

Oft wachsen sie ziemlich schnell in weitere Farbschattierungen. Natürlich gibt es immer Ausnahmen! Manche Kinder kommen mit tiefblauen Farben auf die Welt und ändern diese kaum, hier spricht man von INDIGO Kindern.

INDIGO Kinder sind hochsensibel und sehen oft die Aura mit eigenen Augen. Man sagt, sie wurden jetzt vermehrt auf unserem Planeten geboren, um diese Heilung zu geben. Es gibt viele Bücher speziell zu den INDIGO Kindern, daher nur ganz kurz: nach meiner Erfahrung ändern sich bei INDIGO Kinder die Aurafarben nicht viel, sie werden oft nur etwas in der Schattierung verfeinert oder heller im Laufe Ihres Lebens. Falls Sie ein Indigo Kind haben, sollten Sie sich darüber einlesen.

Zurück zu den Aurafarben im Allgemeinen:
Sie können ROT mit GRÜN, GELB mit VIOLETT und ORANGE mit BLAU entgegenwirken und umgekehrt.

Babys haben oft helle Violettfarben:

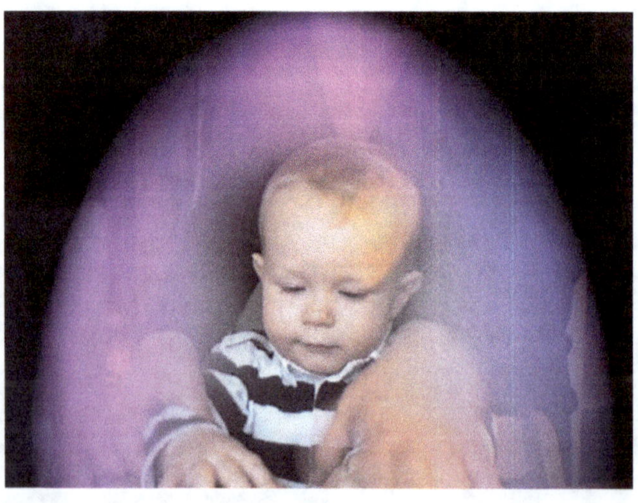

Sprechen Sie mit VIOLETTEN Kinder über ihre Gefühle, auch wenn das eher ein Monolog wird, aber die Kleinen hören schon zu, keine Sorge.

VIOLETTE sind sehr empfindlich, so dass Sie gut überlegen sollten, wie sie etwas sagen. Vielleicht reden Sie auch mal über Träume und besorgen oder basteln Sie zusammen ein Traumbuch.

Oder kaufen Sie ein paar schöne Farben, Aquarelle sind eine gute Möglichkeit, kreativ zu werden oder regen Sie andere kreativen Hobbys wie Stricken, Schmuck machen oder vielleicht kreativ schreiben an.

VIOLETT gefärbte T-Shirts oder VIOLETTE Farbe in der Badewanne sind eine gute Möglichkeit zu entspannen oder lassen Sie die Kinder eine Meditation oder einen Reiki Kurs besuchen.

Interessante Tatsachen:

Warum sind Sonnenuntergänge rot?
Wenn die Sonne am Ende des Tages versinkt, muss ihr Licht durch die dicke Atmosphäre dringen. Die Luft streut mehr und mehr rote und orange Kurzwellen. Darum sind Sonnenuntergänge rot. Sehr feine Staubpartikel wie z.B. Meersalz oder Vulkanasche, kann den Sonnenuntergang noch röter erscheinen lassen.

Warum ist das Meer blau?
Ein Glas Wasser ist farblos, aber Wasser im Meer an einem sonnigen Tag ist tiefblau. Die Farbe des Wassers wird durch einen anderen Streuprozess verursacht. Wasser absorbiert die langen (roten) Wellenlängen des Lichts und lässt nur kurze Wellenlängen (blaue) durch. Also ist Licht, das das Wasser passiert, blau. In sehr tiefem Wasser wird blau absorbiert, daher wirkt das Meer dort schwarz.

Was ist ein Regenbogen?
Ein Regenbogen erscheint, wenn es geregnet hat und plötzlich die Sonne hervortritt. Sonnenlicht trifft auf jeden Regentropfen, springt hinein und fliegt wieder raus, sie verbreiten die Farben wie Licht aus einem Prisma. Regenbögen sind gewölbt, weil du nur die Farben des Lichts sehen kannst, die in einem bestimmten Winkel auftreffen. Wenn der Boden nicht im Weg wäre, würde der Regenbogen einen Kreis bilden.

<u>Wie schnell ist Licht?</u>
Licht ist das Schnellste, das es im Universum gibt. Es bewegt sich mit etwa 1,078.2605 km/Std), das ist 10 Millionen Mal schneller als die Geschwindigkeits-begrenzung und 40.000 Mal schneller als die Space Shuttle. Bei dieser Geschwindigkeit kann ein Lichtstrahl, die ganzen Welt in nur 1 Sekunde 7x umkreisen.

<u>Kann Licht langsamer werden?</u>
Licht erlangt seine Höchstge-schwindigkeit nur in der Leere des Weltraums. Wenn etwas in die Quere kommt wie Luft, Wasser, Gas ver-langsamt es sich. Die plötzliche Geschwindigkeits-veränderung kann Licht biegen und daher erscheinen Objekte in Wasser schief. Der Biege-effekt wird Brechung genannt und wenn dies nicht geschehen würde, gäbe es keine Teleskope, Kameras, Vergrößerungs-gläser noch Brillen.

Lichtwellen:

Wenn Lichtwellen auf eine Wasserblase treffen, reflektieren sie und brechen sozusagen zusammen. Diesen Effekt können wir durch das Werfen von Kieselsteinen in einen Teich sehen.

Ein Kieselstein macht eine Reihe von kreisförmigen Wellen, die sich nach außen verteilen, aber 2 Kieselsteine machen 2 Gruppen von Wellen, die sich gegenseitig zerstören. Wo d i e Spitzen der beiden Wellen aufeinandertreffen, machen sie eine größere Welle.

Eine Wellenspitze verbindet sich mit einem Wellental, die beide Wellen heben sich einander auf. Bei Lichtwellen kann man denselben Effekt beobachten.

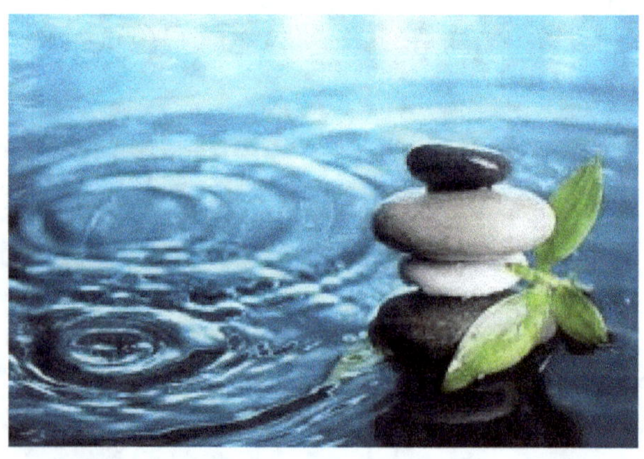

Farbenspass

Wenn jemand eine Melanin-Pigmentierung der Iris hat, welche Augenfarbe hat er?

BLAU Das blaue Licht wird so von der Iris gefiltert, bis die Augen genauso blau sind wie der Himmel.

Was sind die gesündesten Farben im Essen?

BRAUN & GRÜN

Braun wird mit braunem Reis, Brot, Getreide und allem Gesunden assoziiert und ist ein wesentlicher Teil dessen, was wir essen. Grün ist die Farbe von Blattgemüse, die als reiche Vitaminquelle bekannt ist.

Welche Juwelen waren im Mittel-alter in der englischen Wappen-kunde so hochgeschätzt, dass sie nur eine Farbe benennt?

SMARAGDGRÜN Grün wurde immer als smaragdgrün bezeichnet, wenn es vom Adel benutzt wurde.
Seit 1915 ist smaragdgrün eine der 18 standardisierten Grün der amerikanischen Textilindustrie.

Welche Farbe wurde von Chromo - Therapeuten erdacht, um die Oberseite des Kopfes und damit den Hirn-aktivitäten zu entsprechen?

VIOLETT Im Laufe der Geschichte wird violett mit dem Adel und der Kirche in

Verbindung gebracht und Farbtherapeuten denken, violett wird durch den Kopf absorbiert und ist damit vorteilhaft für das Gehirn.

Warum sind Zebras gestreift?

CAMOUFLAGE Die Kontraststreifen des Zebras replizieren die Wirkung des Mondscheins und sorgen für eine perfekte Tarnung in der Nacht.

Woher kommt das Wort "Khaki"?

HINDI Der Begriff ist aus dem Hindi-Wort für "Staub" gemacht. Im Jahr 1857, während der Großen indischen Meuterei, ist dem britischer Offizier Sir Harry Lundsden auf Patrouille aufgefallen, dass Truppen, deren weiße Uniformen verstaubt waren, den Kugeln der indischen Scharfschützen entkommen konnten.

Welche Farben bevorzugen Kinder unter dem Alter von 8 Jahren?

ROT, GELB und ORANGE Kleine Kinder neigen dazu, warme Farben vorzuziehen, hingegen mögen lieber kalte Farben.

Warum sind Flamingos rosa?

Wegen den rosa Schalenfischen, die sie gerne essen! Der Spruch "Du bist, was du isst" gilt wortwörtlich für Flamingos. Wenn sie nicht die karotinreichen Schalentiere verspeisen würden, wären Flamingos weiß.

TEIL 3

DIE AURA

Was ist die Aura?

Elektromagnetische Energie oder "Aura" ist der unsichtbare Bereich, der jedes Lebewesen auf unserem Planeten umhüllt. Mit der computergestützten Biofeedback-Technik ist es möglich, diese Energie auf einem Computer sichtbar zu machen.

Dieses Energiefeld zeigt die Platzierung der Schwingungsenergie in verschiedenen Farben an, sowie auch die Größe und den Stressfaktor dieser Felder.

Was ist die Aura Video Station (AVS)?

Die AVS verwendet einen BIOSENSOR, um die Biofeedback-Daten, die die elektrodermale Aktivität (elektrische Leitfähigkeit) der Haut und Temperatur in Echtzeit messen zu können. Diese Biofeedback-Daten werden analysiert, verarbeitet und die emotionalen, energetischen Zustände werden korreliert und die elektrodermale Aktivität wird als Foto auf dem Bildschirm angezeigt.

Ein Aura Foto ist die Darstellung des bioenergetischen Feldes einer Person und zeigt den emotionalen, energetischen Zustand und Persönlichkeitsstärken bzw. Schwächen.

Wie kann ein Aura System helfen?
Die Aura Video Station ist ein äußerst wirksames, visuelles Bio-Kommunikationswerkzeug, dass die Veränderungen Ihrer Emotionen LIVE auf Ihrem PC in Farbe anzeigt.

Noch einfacher geht dies jetzt mit dem **AuraFit System** auf Ihrem mobilen Gerät (Android o Apple Telefon oder Tablet / iPad: Besuchen Sie doch mal meine neue Seite: **www.aurafit.org**

Was bedeuten die Farben?

Ihre Farben werden durch die körperlichen, geistigen, emotionalen und spirituellen Zustände des Augenblicks bestimmt. Diese Farben, Größe und Chakra-Schwingung können sich natürlich ändern, aber in der Regel nicht sehr drastisch, nur, wenn Sie bestimmte Änderungen in Ihrem Leben erleben. Z. B. wenn Sie sich verlieben, betrunken sind, wütend werden etc. Die Farben Ihres Energiefelds sind nicht gut oder schlecht, jede Farbe hat eine Polarität und zeigt damit eine eindeutige Darstellung in Bezug auf das Individuum.

Bei einer Aura Lesung werden Sie viel über Ihre persönlichen Farben und Chakren lernen, Ihre körperliche Gesundheit und Ihr Körper-Geist-Bewusstsein. Manche Menschen sind sehr gestresst oder haben bereits Probleme, die ihre Gesundheit beeinträchtigen Es ist genau dann der richtige Zeitpunkt, ein Aura Foto zu machen, um zu visualisieren, was energetisch gerade los ist.

Allerdings empfehle ich, noch ein weiteres Aura Foto im gesundem Zustand zu machen, um den Unterschied zu sehen.

Aura Farb Bedeutung

DUNKELROT Physisch, arbeitsam, realistisch, körperlich aktiv, erdverbunden, Aktivität, Kraft, Überleben, Lebenskraft, Stärke, Durchhaltevermögen, Erfinder, Erforscher.

ROT Energiegeladen, physisch, sexuell, kämpferisch, erreicht Ziele, Mut, Aktivität, Aufregung, Willenskraft, Sieger, Kraft, Unternehmer, erfolgreicher Förderer.

ORANGE Produktiv, positiv, handlungsorientiert, Freude, Vergnügen, Herausforderung, Nervenkitzel, Abenteurer, Aufregung, kreativer Ausdruck, Geschäftssinn.

ORANGE-GELB Analytisch, intellektuell, detailorientiert, logisch, strukturiert, auf Sicherheit bedacht, Wissenschaftler und oft Perfektionist.

GELB Verspielt, kreativ, klug, charmant, weich, großzügig, nimmt das Leben leicht, strahlt Wärme und Optimismus aus, gibt Freude, braucht Bewegung, Entertainer.

GRÜN Sozial, kommunikativ, der geselligste Typ, perfekter Gastgeber oder Gastgeberin, naturlieb, reisefreudig, harmonisch, guter Lehrer.

DUNKELGRÜN Zielorientiert, kommunikativ, materiell, schnelle Auffassungsgabe, liebt Luxus,

Führerpersönlichkeit,
verantwortungsbewusst, guter
Organisator, ambitionierter Planer.

BLAU Fürsorglich, sensitiv, liebevoll,
hilfreich, friedlich, loyal, erziehend; der
Wunsch, nützlich zu sein, anderen zu
helfen und sie zu unterstützen; Mitgefühl,
Helfer

INDIGO Introvertiert, ruhig, künstlerisch,
hat tiefe innere Gefühle, Klarheit, Liebe,
Sucher,
Suche nach höherer Wahrheit, Echtheit,
ausgeprägter Sinn für innere Werte.

VIOLETT Intuitiv, künstlerisch, idealistisch,
magisch, sinnlich, futuristisch, visionär,
charismatisch, offen für neue
Möglichkeiten, innovativer Erfinder,
Theoretiker

LAVENDER Mystisch, künstlerisch, weich,
kreativ, zerbrechlich, sensitiv, ätherisch,
lebt in der eigenen Phantasiewelt,
Tagträumer

WEISS Transzendenz, Transformation,
hoch sensibel, starke spirituelle Heilkraft.
Kann anderen Kraft und Heilung geben
und hat alle Farben als Spektrum in sich
ruhen. Wenn unausgeglichen, neigt man
zu Zerstreutheit und kann unter
Kopfschmerzen leiden.
Zu wenig Erdung, braucht viel Ruhe, um
aufzutanken.

DIE AURAFARBEN

Das Wort Aura kommt aus dem Griechischen und bedeutet „Atem des Windes": αὔρα, aýra

Wie "liest" man ein Aura Foto?

Um die Analyse eines Aura Foto zu verstehen, betrachten Sie dieses Ganzkörper-Aura-Chakra Bild, die durch heutige Aura Technologie, hier durch die Aura Video Station zu sehen ist:

Aura Energie Basis Farbe

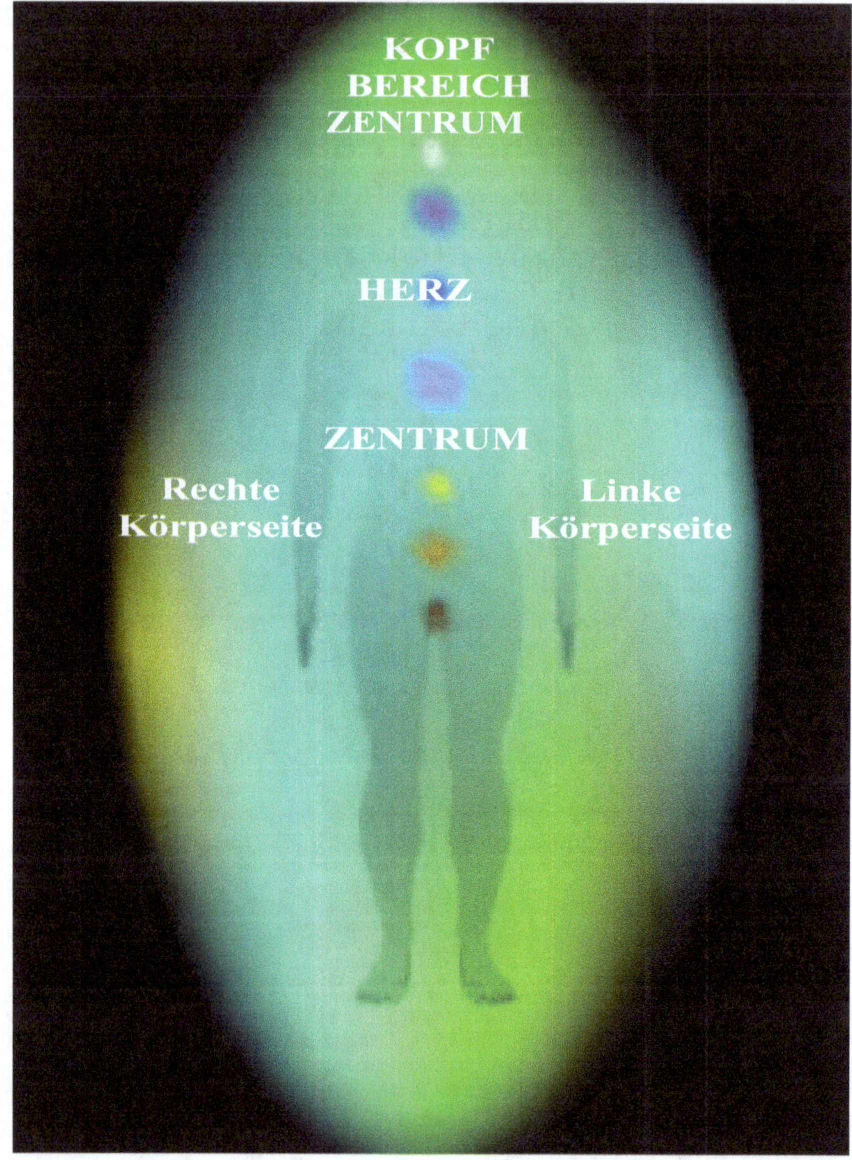

Die meisten Menschen schwingen in einem bestimmten Farbspektrum, die die Aura der Person und ihren Persönlichkeitstyp in Farbe darstellt. Die Kenntnis der Bedeutung des einzelnen Persönlichkeitstyps ist der erste wichtige Schritt, um die Grundmuster festzustellen. Der erste Schritt einer gute Auralesung ist, die Grundfarbe (Innenfarbe) zu bestimmen, die die Kernenergie der Person zeigt.

Form der Aura

Idealerweise zeigt die Aura eine harmonische, runde und ausgewogene Form. Alle Bereiche sollten die gleiche Helligkeit und Intensität ausstrahlen. Suchen Sie nach Bereichen und Flecken in der Aura, die intensiver als die Farbe ist.
Wenn Sie im Aura Bild dunkle Flecken oder Löcher sehen, korrelieren Sie die Bedeutung der Aurafarben auf die Funktion der Fläche.
Zum Beispiel, wenn Sie „gelb-braune Farbflecken" um die Schultern sehen, dann zeigt dies für gewöhnlich Schulter- oder Rückenproblemen.

Größe der Aura

Eine große Aura, die sich fast bis an den Rand des Bildes ausbreitet, zeigt ein großes, spannungsgeladenes Aura Feld. Dies bedeutet eine starke Ausstrahlung und eine sehr gesunde Person.
Eine kleine Aura zeigt eine eher introvertierte und verinnerlichte Energie.

Die Lebensenergie ist im Moment niedrig und andere Stressfaktoren könnten vorhanden sein. Manchmal allerdings kann es einfach sein, dass der Blutzuckerspiegel niedrig ist und der Mensch hungrig ist. Oder der Kunde ist ein Diabetiker, die oft Indigo in der Aura haben.

Helligkeit und Intensivität der Aura

Die Helligkeit und die Intensität der Aurafarben ist wichtig. In der Regel zeigt eine helle, strahlende Aurafarben die positive, harmonische Bedeutung der jeweiligen Farbe. Dunkle Aurafarben spiegeln in der Regel die disharmonischen Aspekte der Farbe wider.

Hellrot zeigt hohe Energie, dunkelrot kann psychische Belastungen anzeigen und die Person wird sich momentan eher ausgelaugt und müde fühlen.

ROTE Aura Farbe und das emotionale Verhaltensmuster

1. Chakra = Wurzel Chakra

Das 1. Chakra ist die Energie der physischen und materiellen Realität. Es ist nicht nur das Zentrum der Manifestation, sondern auch die Quelle der Macht, Ich-Entwicklung und Leidenschaft Es stellt Ihren Familienanschluss und die Grundlage für Ihr emotionales und geistiges Zentrum dar. Geistige und emotionale Probleme, die die Energie des ersten Chakras blockieren könnten, sind Misstrauen bzw. Vertrauen, Ängstlichkeit sowie Ab- bzw. Unabhängigkeit.

Position: Steißbein zwischen Anus und Genitalien,

Drüse: Nebennieren, Genitalien

Organ oder Körperteil: Immun-und Blutsystem, Knochen, Wirbelsäule, Darm

Körpersystem: Muskel-u. Blutkreislauf Körperliche Funktionsstörungen, die auftreten können, sind Rückenschmerzen, Skoliose, Rektum Karzinom, Fibromyalgie, Arthritis und Hautprobleme.

POSITIV Die willensstarke Person. Rote "Aura-Menschen" sind sehr energiegeladen. Sie sind impulsiv, mutig und oft unter Spannung. Rote Menschen werden eher die Initiative ergreifen, sind unabhängig und oft Pioniere auf ihrem Gebiet.

Physikalische, energisch, wettbewerbsfähige, starke Führungspersönlichkeit, Gewinner, Willenskraft, sexuelle Energie, Mut, Unternehmer. Vitalität, Erregbarkeit, Intensität der Erfahrung, körperliche Aktivität, Führungsqualitäten, unabhängig, motiviert. Verwenden Sie ROT, wenn Sie einen anspruchsvollen Tag vor sich haben oder sich gerade schlapp und energielos fühlen.

NEGATIV Rote Aura-Menschen haben eine Tendenz zum Übersteuern, sind oft nicht in der Lage sich zu entspannen. Sie haben ein impulsives Verhalten, damit Sie in Kontakt mit ihren Gefühlen zu bekommen. Sie lieben es, ihre Grenzen zu überschreiten und leben auf der Überholspur, so dass sie anfällig für Unfälle sind. Einige ROTE können allerdings gegenteilig reagieren. Sie verlangsamen, was auf der physischen Ebene als körperliche Schmerzen, Müdigkeit und oft auch durch Geldprobleme ausdrückt.

2. Chakra = Sakral Chakra

Die Farbe des 2.Chakra reflektiert Kreativität, Geselligkeit, Gefühlsleben und Sexualität.

Dieses Chakra hat die Position, von der aus man streckt, sich ausdehnt und der Bezug zu anderen wichtig ist. Sie stellt ihre Sexualität, Kreativität, Finanzen, persönliche Macht, Beziehungen, Sinnlichkeit und Genuss dar. Spirituelle und emotionale Probleme, die die Energie des 2.Chakras blockieren könnten, sind Sex, Geld und Beziehungen, Festlegung von Grenzen und Kämpfe bei denen es um Geben und Nehmen, geht.

Position: 2 cm über dem Nabel

Drüse: Adrenalin

Organ oder Körperteil: Gebärmutter, Eierstöcke, Vagina, Becken, Blinddarm und Blase
Körpersystem: Verdauungs- und Lymphsystem

Körperliche Störungen, die auftreten können: Schmerzen im unteren Rücken, Impotenz, Blasenprobleme und Blinddarmentzündung.

POSITIV Die extrovertierte Person.
Orange Aura-Menschen sind sehr sozial, oft große "Kinder". Sie haben immer ein Lächeln auf den Lippen und spielen oft den Entertainer. Freude, Genuss, Herausforderung, Nervenkitzel, produktiv, kreativ, den Drang, erfolgreich zu sein, ausdrucksstark, sinnlich, analytisch und konzentriert, abenteuerlustig, erfinderisch, motiviert, mutig, anregend, vital und spielerisch, aber immer mit einem Sinn für Humor.
Bringt Lebensfreude in den Alltag. Orange ist ein super Simulant, um die Stimmung zu heben!

NEGATIV Orange Aura-Menschen brauchen eine gewisse Kontrolle, damit sie emotional ausgeglichen bleiben können. Oft passiert Ihnen eine kreative Blockade, die den Erfolg im Leben verhindert und finanzielle Engpässe entstehen lassen können.

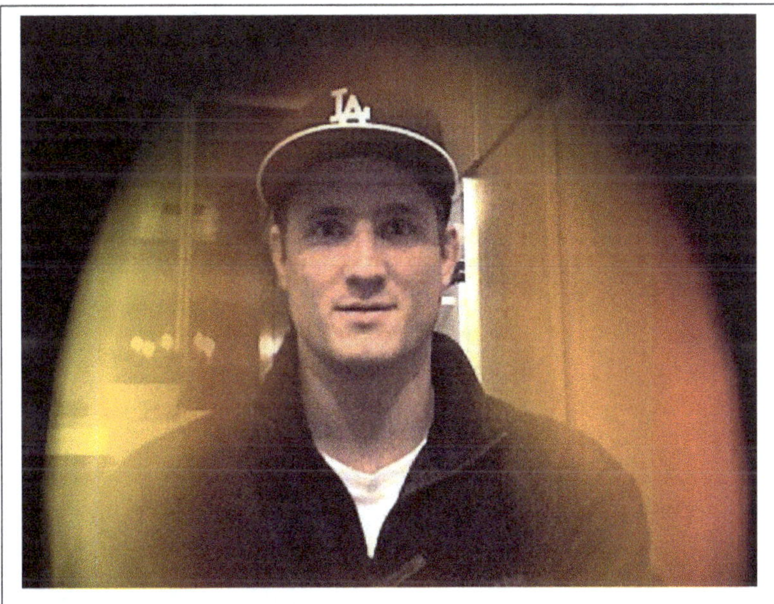

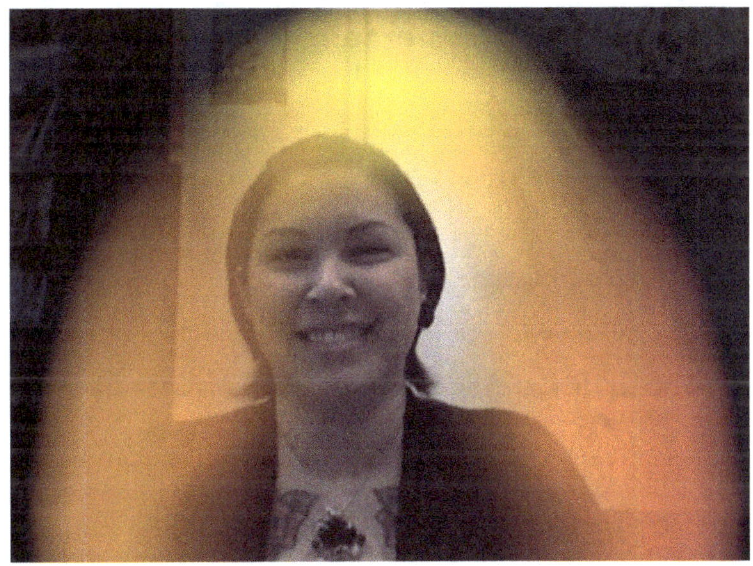

3. Chakra = Solar Plexus Chakra

Das 3. Chakra steht für geistige Aktivität und ist das Zentrum des Egos und der persönlichen Macht. Es stellt die Entwicklung Ihrer Persönlichkeit und Selbstwertgefühls dar. Geistige und emotionale Probleme, die Energie im 3. Chakra blockieren können, sind Herausforderungen, Selbstvertrauen, Selbstachtung, Kompetenz, Drogenmissbrauch, Aggression, Abwehr, Entscheidungen sowie Wettbewerbsfähigkeit.

Drüse: Bauchspeicheldrüse
Organ oder Körperteil:
Leber, Gallenblase, Milz, Haut, Magen, Bauch, oberer Darm, Niere, Bauchspeicheldrüse, Milz, Nebennierensystem und mittlere Wirbelsäule

Körpersystem: Solar Plexus, Verdauungssystem, Nervensystem

Körperliche Störungen, die auftreten können:
Geschwüre, Reizdarm-syndrom, Sodbrennen, Diabetes, Durchfall, Verdauungsstörungen, Anorexie, Bulimie und Hepatitis.

POSITIV Die intellektuelle Person. Gelbe Menschen lieben Bücher und interessieren sich für alles Mögliche. Sie lernen einfach leicht und gern.

Gelbe sind analytisch, intellektuell, logisch, strukturiert, ehrlich, perfektionistisch, detailorientiert, spielerisch, kreativ, unterhaltsam, optimistisch, charmant und großzügig, easy going, flexibel, originell und haben eine sehr "sonnige" Seite, Sie sind aktiv und spontan, haben einen großartigen Sinn für Humor, ein gutes Organisationstalent, Liebe zum Reisen und eine enorme Lern- und Merkfähigkeit. Gelb gibt uns Klarheit im Denken, erhöht die Aufmerksamkeit und regt Interesse und Neugier an.

NEGATIV: Gelbe mögen keine Verantwortung oder Verpflichtungen. Sie haben einfach zu viele Projekte, aber Schwierigkeiten diese durchzuziehen. Sie haben meist viele Freunde, aber das kann auch negative Energien anziehen und mitunter zu negativen Süchten wie Drogen, Alkohol oder Rauchen führen.

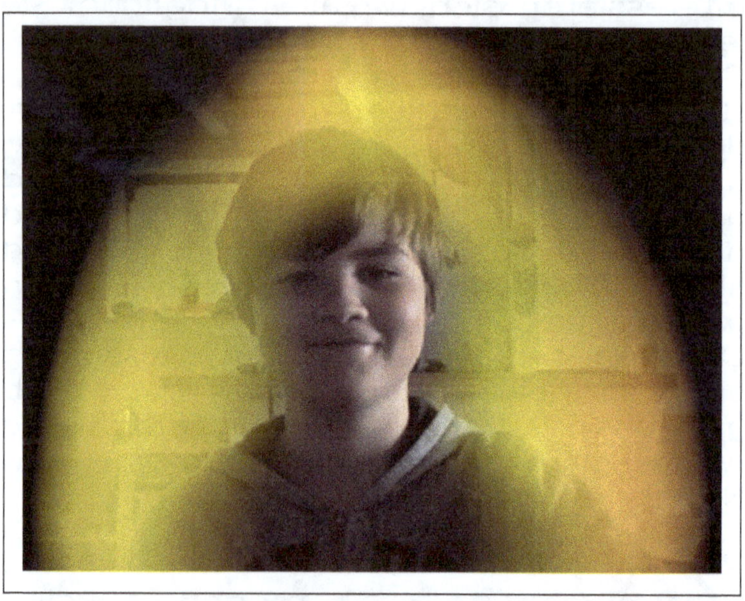

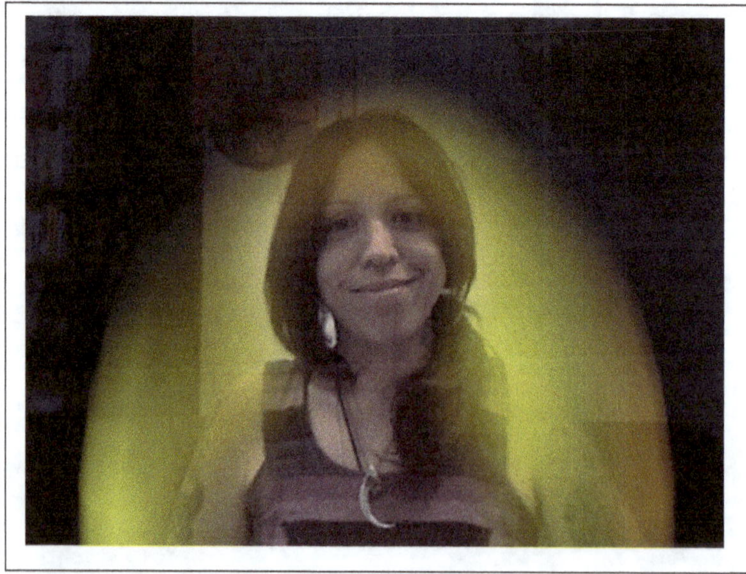

4. Chakra = Herz Chakra

Das Zentrum, das 4.Chakra der Selbstachtung, Liebe, Ausgeglichenheit und eine starke Naturverbundenheit finden wir hier. Dieses Chakra ist das Herzzentrum und der Sitz der Intuition und Heilung. Geistige und emotionale Probleme, die die Energie des vierten Chakras blockieren könnten, sind die Unfähigkeit des emotionalen Ausdrucks, Wut, Feindseligkeit, Trauer und Hass, man muss die Balance von Geben und Nehmen lernen.

Drüse: Thymusdrüse

Organ oder Körperteil:
Herz, Lunge, Blutgefäße, Schultern, Rippen, Brust, Zwerchfell, und der oberen Speiseröhre.
Körpersystem: Durchblutung, Parasympathisches Nervensystem

Körperliche Störungen, die auftreten könnten: Herzinfarkt, Bluthochdruck, Asthma, Allergien, Lungenentzündung, Lungenkrebs, oberer Rücken-/ Schulterprobleme einschließlich Probleme rund um den Brustkorb.

POSITIV Der naturliebende romantische Person. Sie mögen Menschen und strahlen Sympathie aus. Sie sind Friedensstifter, die auch gerne im

Mittelpunkt stehen. Sozial, ehrlich, mit einem starken Mitteilungsbedürfnis, eine schnelle Auffassungsgabe, zielorientiert, oft wohlhabend, tragen oft hohe Verantwortung, ein Organisationstalent mit starken Heilkräften

Die Farbe Grün hilft die Muskeln, Nerven und Gedanken zu entspannen. Reinigt und balanciert Energie, vermittelt dadurch ein Gefühl der Erneuerung, Frieden und Harmonie. Grün zeigt meist große Veränderungen im Leben an.

NEGATIV Grüne Aura-Menschen haben oft zu hohen Erwartungen, vor allem in Beziehungen. Sie fühlen sich verantwortlich für andere. Sie sind sehr emotional und nehmen manches zu persönlich. Stimmungs-schwankungen sind normal, da Sie sehr empfindlich sind und die Energie anderer spüren. Durch diese Fähigkeit können Sie auch depressiv oder traurig werden, oft ohne offensichtliche Gründe.

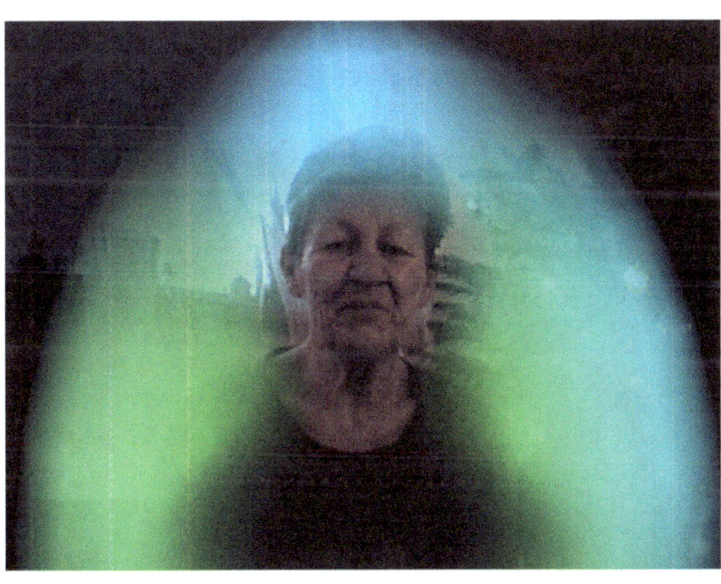

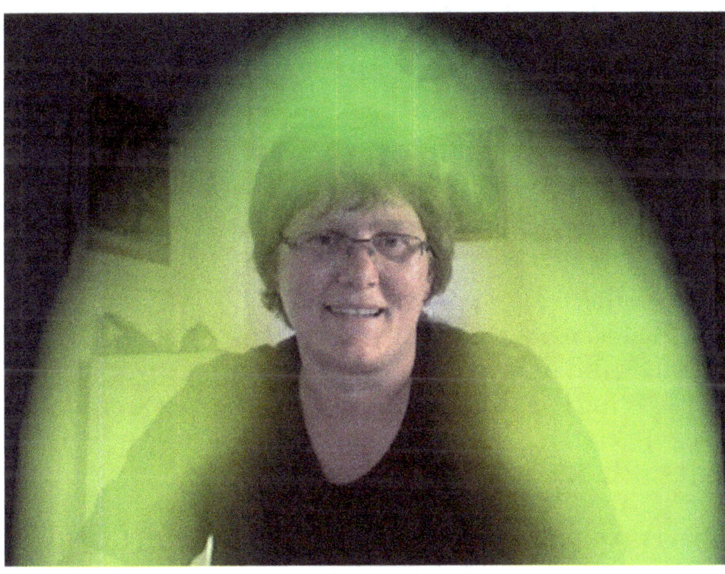

5. Chakra = Kehlkopf Chakra

Dieses Chakra regelt die klare Kommunikation, Inspiration und den künstlerischen Ausdruck. Sie stellt den Glauben und die höhere Kommunikation dar. Hier können Sie Ihre innere Wahrheit entdecken und Ihre Stimme nutzen. Geistige und emotionale Probleme, die die Energie des fünften Chakras blockieren könnten, sind das Nichtzuhören, Druck statt Geduld und Wille gegenüber Nachgeben.

Drüse: Schilddrüse
Organ oder Körperteil: Hals, Mund, Schilddrüse, Luftröhre

Körpersystem:

Atmung und Blutkreislauf

Körperliche Störungen, die auftreten könnten:
Bronchitis, Heiserkeit, chronischer Halsschmerzen, Geschwüre im Mund, Zahnfleischprobleme, chronische Nackenschmerzen, Kehlkopf-entzündung, geschwollene Drüsen und Gelenkbeschwerden.

POSITIV Der liebenswerte Mensch. Blaue Menschen sind in der Regel zurückhaltend, introvertiert und konservativ. Sie sind sehr zutraulich, aufmerksam und bemerken jedes Detail.

Mitfühlend, sensibel, liebevoll, treu, friedlich, unterstützend, ehrlich, geduldig, still, mit starkem, spirituellem Glauben. Meditation ist für jeden Blauen wichtig, um die innere Mitte und spirituelles Wachstum zu erreichen.

Blau hat eine beruhigende Wirkung auf das Nervensystem und bringt große Entspannung. Blau bringt Weisheit und Klarheit und verbessert die Kommunikation und die Sprache.

NEGATIV Sie können Problemen Grenzen setzen, wenn Sie lernen, ein klares "NEIN" zu sagen. Sie müssen sich klar ausdrücken, da sie eine Tendenz haben, Gefühle zu unterdrücken. Das wird Sie auf die Dauer krank machen. Sie haben hohe Erwartungen und in der Regel kann diese niemand erfüllen.

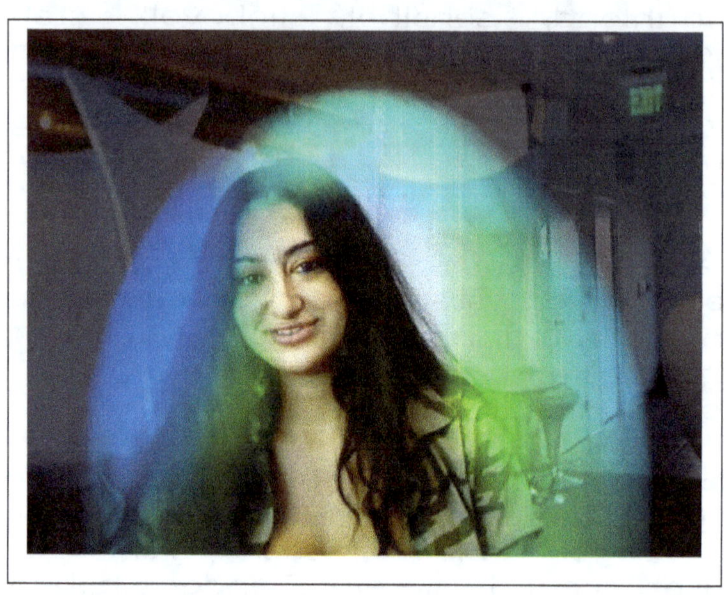

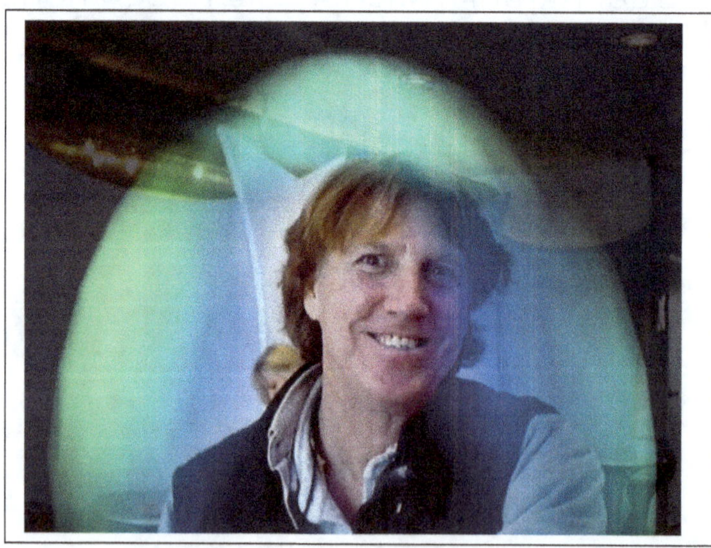

INDIGO Aura Farbe und das emotionale Verhaltensmuster

Indigo gehört in die „BLAU" Gruppe und ist daher dem 5. Chakra o. Kehlkopf Chakra zugeordnet.

Indigo ist eine dunkelblaue Farbe, die allerdings nicht zu den Grund-Aurafarben zählt, aber ich fand es wichtig, diese Farbe hier trotzdem aufzuführen.
Über diese Farbe finden Sie viel Info online, siehe: Indigo Menschen.

POSITIV
Der weise und mitfühlende Mensch. Indigos handeln nach der Wahrheit des Lebens. Sie verstehen das Gesetz zu akzeptieren, was nicht geändert werden kann, aber sie sind oft Reformer. Indigos sind im Allgemeinen sehr einfühlsam und intuitiv.
Intuitive, hellseherisch begabt, idealistisch, magisch, sinnlich, futuristisch, visionär, charismatisch, innovative, introvertiert, ruhig, inneres Wissen, Authentizität, hohen Sinn für innere Werte, künstlerisch.

Die Indigo-Energie verbindet uns mit unserem Unterbewusstsein, und gibt uns die Erfahrung, Teil des Universums zu sein. Stärkt die Intuition, Phantasie, psychische Kräfte und erhöht die Traumaktivität.

NEGATIV

Indigos haben Schwierigkeiten in Bezug auf ihren Körper und der physischen Realität. Sie sind sehr introvertiert, da Sie übermäßig empfindlich sind. Sie neigen dazu, Dinge zu vergessen und haben Schwierigkeiten, "NEIN" zu anderen zu sagen. Leider leben Sie durch Ihre Empfindlichkeit ein zu einsames Leben.

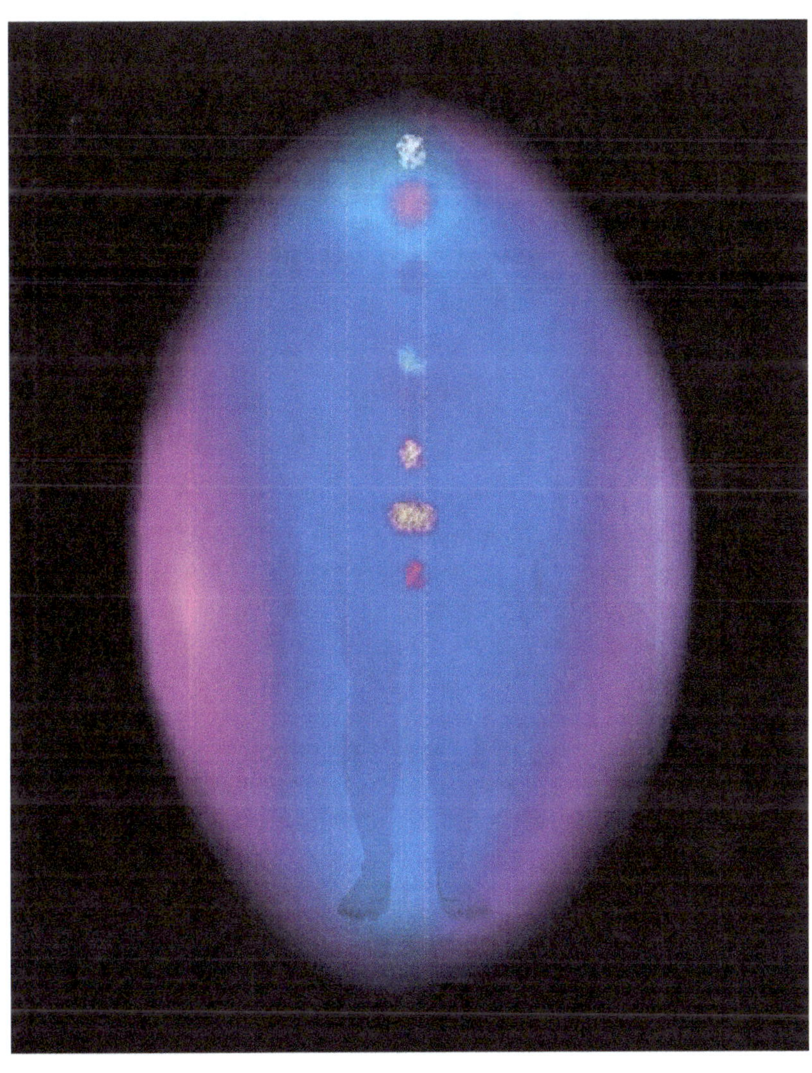

ROSA Aura Farbe und das emotionale Verhaltensmuster

ROSA ist nicht als Farbe des Chakra-System zu verstehen, aber kann mitunter im Aura Foto erscheinen. ROSA sollte als Mischung zwischen violett und weiß gedeutet werden.

POSITIV
Liebevolles Nehmen und Geben. Menschen, die vorwiegend rosa haben, müssen lernen, sich selbst zu lieben. Sie sind sehr sensible, künstlerische Menschen mit starken geistigen Kräften. Imagination, mystisch, Tagträumer, fantasievoll, weich, kreativ, ätherisch, zerbrechlich, empfindlich. Rosa Menschen neigen dazu, Tagträume und Fantasien zu haben.
Rosa oder Pink ist die Farbe der Selbstliebe. Wirkt Wunder bei Single Frauen, die durch eine Trennung oder gar Scheidung gehen und sich nach Liebe zu jemanden sehnen.

NEGATIV
Mit ROSA Farben neigt man in der Regel dazu, sehr sensibel zu sein und reagiert sehr empfindlich auf eine raue Umgebung, die einen auch körperlich krank machen kann.

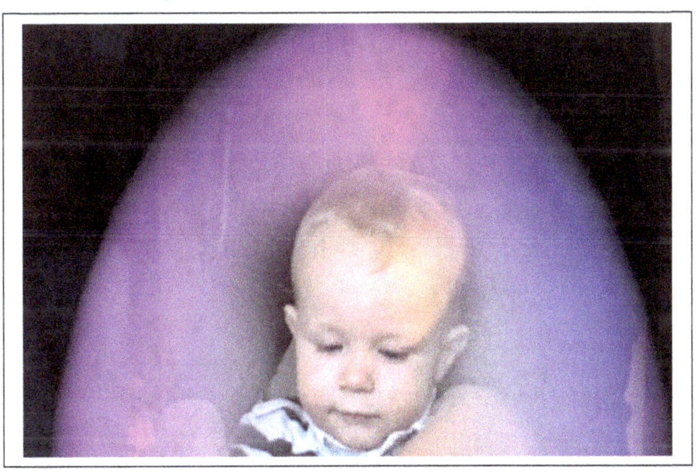

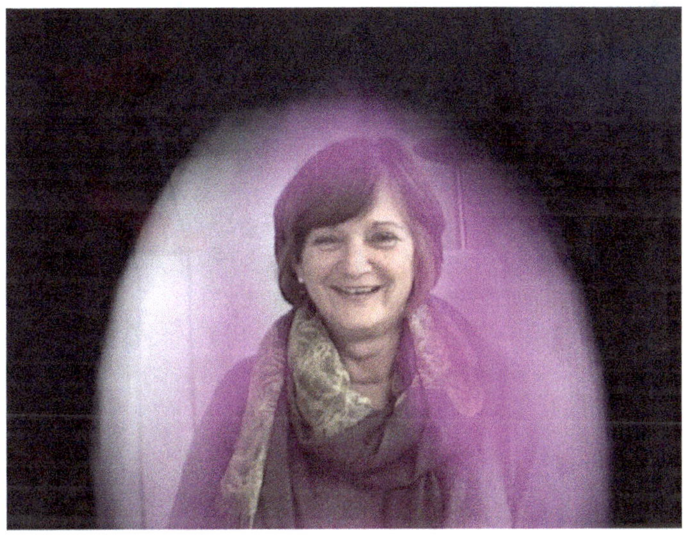

VIOLETTE Aura Farbe und das emotionale Verhaltensmuster

6. Chakra = Drittes Auge/Stirn Chakra

Das 6. Chakra befindet sich in der Mitte zwischen den Augen und ist der Sitz der Intuition, geistigen Willens, Ideen. Es ist der ideelle Ort, der Phantasie und Wünsche wahr werden lässt. Es repräsentiert den Intellekt, Visionen und die Fantasie. Geistige und emotionale Probleme, die Energien des 6. Chakras blockieren könnten, sind Kämpfe mit der Moral und Regeln zu befolgen

Drüse: Hirnanhangsdrüse
Organ oder Körperteil: Augen, Nase, Gehirn, Ohren und Zirbeldrüse.

Körpersystem: Skelett, Knochen

Körperliche Störungen, die auftreten können: Lernschwierigkeiten, Gehirntumor, Schlaganfall, neurologische Störungen, Blindheit, Taubheit, Tinnitus, Parkinson und Krampfanfälle.

POSITIV

Die kreative Person
Menschen mit violetter Aura brauchen Bewunderung und Liebe. Sie sind philosophisch interessiert, haben eine künstlerische Begabung und auch viele andere Interessen.

Sensorische Fähigkeit, idealistisch, fantasievoll, meditativ, Transzendenz, mystisch, einfühlsam, tiefes spirituelles Verständnis, charismatischer Führer.
Reinigt Gedanken und Gefühle und gibt uns Inspiration in allen Unternehmen. Die violette Energie verbindet uns mit unserer geistigen Führung, Weisheit und innere Stärke und verbessert die künstlerische Begabung und Kreativität.

NEGATIV Violette sind mitunter stark zerstreut, haben zu viele Projekte, ein Bedürfnis zu helfen und setzt sich oft und gerne von der Masse ab. Sie erscheinen abrupt, weil sie starke Probleme haben, ihre wahren Gefühle gegenüber anderen auszudrücken.

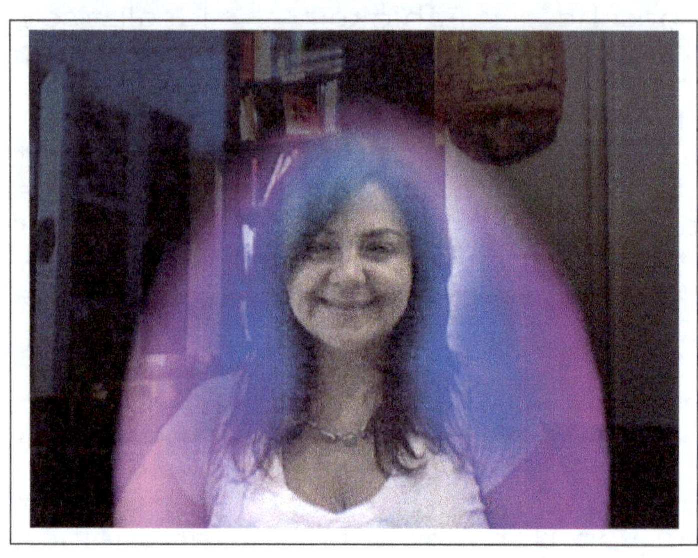

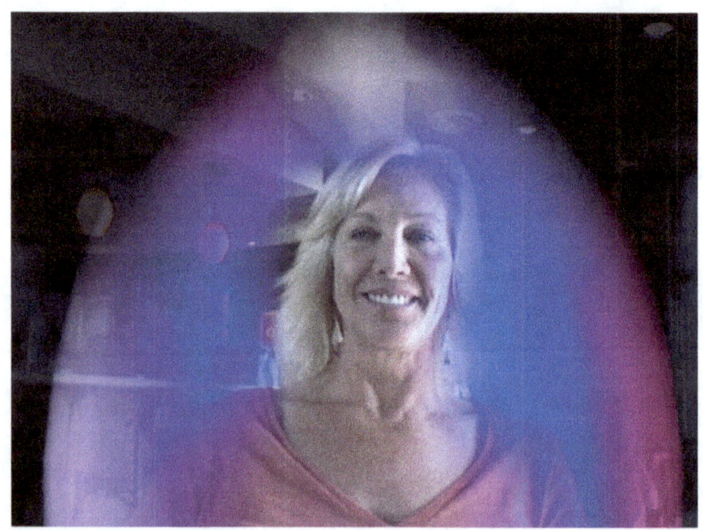

Das 7. Chakra ist die Verbindung zur geistigen Natur und dem Göttlichen, dem uns erlaubt, unsere Spiritualität Teil des physischen Lebens werden zu lassen. Geistige und emotionale Probleme, die die Energie des 7.Chakra blockieren könnten, sind Gedanken eines unklaren Lebenszwecks.
Weiß wird als Spektrum, die perfekte Verschmelzung von allen Farben gesehen.

Drüse: Zirbeldrüse

Organ oder Körperteil: Gehirn u. Kopf

Körpersystem: Zentralnervensystem, Wirbelsäule, Psyche

Körperliche Störungen, die auftreten können: Kinderlähmung, Multiples Sklerose und lebensbedrohliche Krankheiten

POSITIV
Die spirituelle Person. Weiße Energien haben stark heilende Fähigkeiten und oft sind sie in der Lage, anderen damit zu helfen.
Transzendenz, Transformation, Heilung, ruhig, sensibel, lebt in höheren Dimensionen, starke spirituelle Verbindung.

Das sogenannte Farbspektrum, das alle Farben, die Regenbogen-persönlichkeit verbindet. Ein höheres Bewusstsein, der göttlichen Energie und Erleuchtung. Wenn Sie sich zu weiß hingezogen fühlen, werden Sie wahrscheinlich ein Gefühl der Reinheit haben und voller positiver Energie sein, mit der Sie anderen helfen können.

NEGATIV
Menschen mit weißer Aura neigen dazu, ihre heilende Energie zu sehr zu verschenken. Der weiße Aura Typus ist oft übergewichtig (physische Erdung) oder sitzt schon im Rollstuhl (starke körperliche Energieprobleme).

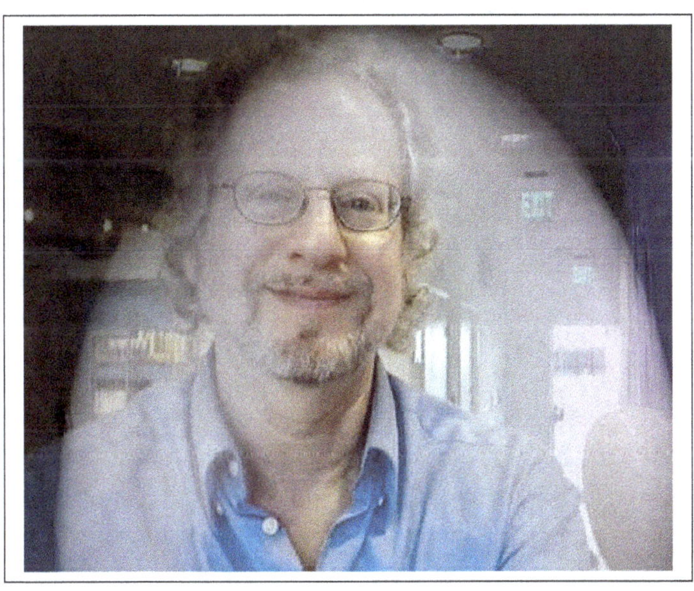

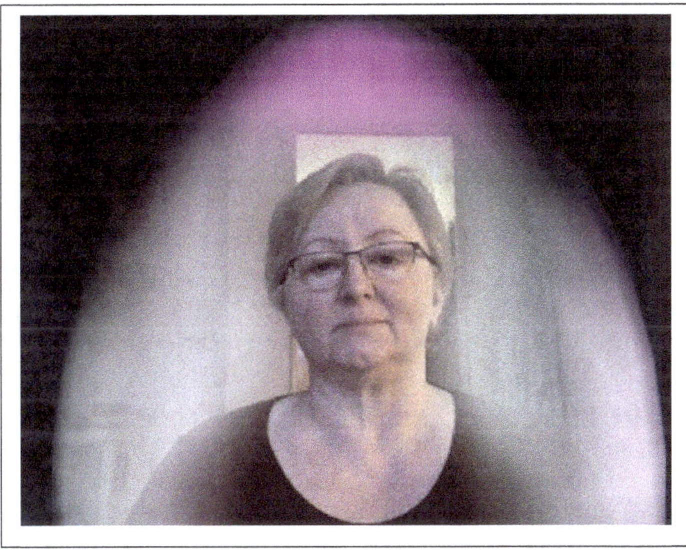

SCHWARZE AURAFARBE

SCHWARZ wird nicht als Teil des Chakra Systems gesehen

Wenn ein schwarzer Ring um die Aura erscheint, zeigt dies einen disharmonischen Zustand an, geringe körperliche Aktivität und eine Tendenz, die Energie festzuhalten, sich zurückzuziehen. Man benötigt mehr Erdung und Lebensenergie. Oft wird Schwarz als dunklere Farbe und als negativ oder Ungleichgewicht gesehen.

Menschen mit einem dunklen Ring um ihr Aura Feld haben oft eine Tendenz zum „Übersteuern", sind nicht in der Lage sich zu entspannen, sind impulsiv oder reagieren stark auf andere, um in Kontakt mit ihren Gefühlen zu kommen. Sie lieben es, an ihre Grenzen zu gehen und leben auf der Überholspur, so dass sie anfällig für Unfälle sind oder Sie haben eventuell finanzielle Probleme.

Schwarz ist aber auch eine Modefarbe und wird natürlich oft verwendet, um schlanker zu wirken. Aus Erfahrung wird schwarz oft von sehr empfindsamen Menschen mit blauer oder violetter Aura getragen. Hier wirkt schwarz als Schutzschild!

KINDER und die AURA

Was können Sie tun, um Ihrem Kind zu helfen, wenn es durch die Pubertät geht, wenn es sozusagen ROT sieht? Wahrscheinlich haben sie richtig geraten, nämlich mit GRÜN! Versuchen Sie Liebe und Verständnis zu geben, kommunizieren Sie mit dem jungen Erwachsenen und machen Sie zusammen lange Spaziergänge in der Natur.

Wenn Sie ein Kind haben, das oft wütend reagiert, probieren Sie mal einen grünen Raum, streichen Sie die Wände, besorgen Sie sich Pflanzen, lassen Sie es grüne Kristalle umhängen, grüne Kleidung (wenigstens Socken) tragen, und Sie sollten auch mal Farblichttherapie mit viel Grün versuchen.

Oder aber vielleicht haben Sie ein blaues Kind, dass sehr sensibel und kreativ ist, dass viel Beruhigung braucht, mehr, als sie vielleicht geben können. Manchmal schreit so ein Kind nur, um zu kontrollieren und seine Macht kennenzulernen. Dieses Kind muss Unabhängigkeit erlangen, um Eigenverantwortung zu lernen.

Versuchen Sie es mit ORANGE, tragen Sie z.B. orange Socken oder einen orangen Stein z.B. einen Karneol. Sie können auch eine Wand orange anmalen, falls Sie das vorziehen, nicht unbedingt ihr Schlafzimmer, da das Schlafprobleme schaffen könnte, diese Farbe aktiviert nämlich das Gehirn.

Vielleicht haben Sie ein superaktives Kind, das viel herumläuft, keine Zeit zum Essen hat, und Schwierigkeiten hat, einzuschlafen? Dann haben Sie ein ROTES Kind, dass ähnliche Symptome wie ein gelbes Kind zeigt.

Wie erkennen Sie den Unterschied? ROTE Kinder sind Sportfans, schreien, springen und kämpfen. Gelb sind die Klugen, die gerne lesen, Puzzeln, aber keinen Sport mögen, allerdings lieben Sie es zu tanzen oder Schlittschuh zu laufen. Sie lernen schneller als andere zu lesen und sie können ein Buch schneller auslesen, als Sie das Abendessen kochen können. Sie sind meist sehr humorvoll und selbstsicher.

Sie begegnen aktivem ROT mit GRÜN (z.B. GRÜN-Behandlungen)

Gelb sollten Sie mit VIOLETTEN Farben behandeln.
Sprechen Sie mit Violetten über Ihre Gefühle. Violette sind sehr empfindlich und merken sehr schnell, wenn sich

jemand nur halbherzig Zeit nimmt und sind dann gern beleidigt. Sie können einen solchen Menschen nach seinen Träumen fragen und kaufen Ihm/Ihr ein Traumbuch. Und wenn Sie schon dabei sind, dann kaufen Sie ein paar schöne Malfarben mit. Oder probieren Sie andere kreative Hobbys wie Stricken oder Schmuck-Kreation, schreiben oder anderes. Versuchen Sie violette T-Shirts oder ein violettes Bad. Meditieren Sie oder lernen Sie Reiki.

Weitere Beispiele in Teil 4

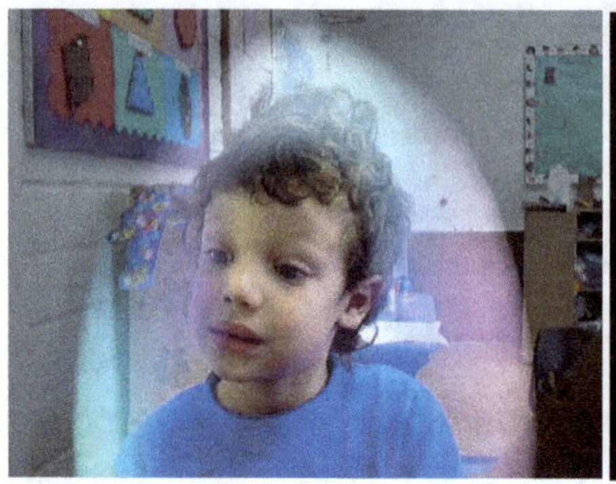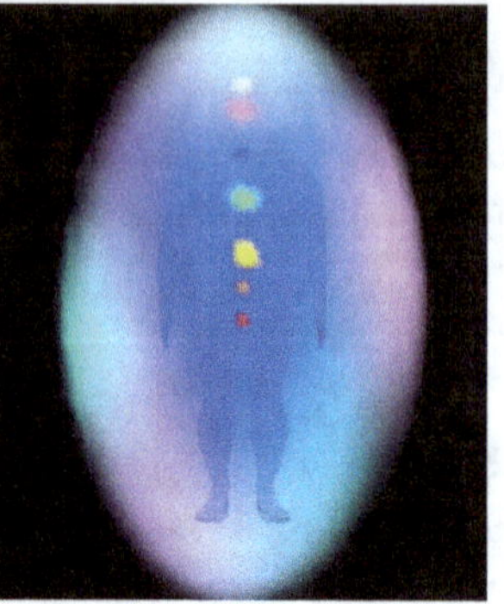

Diese Bilder wurden aufgenommen, als mein Sohn Alessandro noch im Kindergarten war, meist sehr schüchtern aber auch sehr fantasievoll, wie Kinder in dem Alter so sind.

An diesem Tag war Alessandros Aura vorwiegend blau und violett. Dies bedeutet, dass er in einem sehr ruhigen und entspannten Zustand war und sich gut fühlte. Wie jedes Kleinkind liebt es Geschichten vorgelesen zu bekommen und man sieht in seiner Aura, wie entspannend dies für ihn ist und wie sehr es seine Vorstellungskraft und Fantasie anregt. Da Alessandro in der Regel sehr aktiv und lebhaft ist und viel und gerne redet, ermöglicht ihm das Zuhören Gelegenheit in seine Traumwelt einzutauchen.

Man kann das Solarplexus-Chakra (gelber Punkt) deutlich sehen. Gelb ist wichtig, um den Fokus nicht zu verlieren. Dies kann gezielt mit Yoga oder Lesen erreicht werden. Oder man kann auch die Wände seines Kinderzimmers mit Gelb anmalen.

Die Fotos sind 2003 in einer amerikanischen Vorschule entstanden. Die Klasse bestand aus einer Gruppe von acht Kindern. Ich machte die Aura Fotos, um die emotionale Reaktion zu sehen und wie sie sich "fühlten"...

Projekt Idee:
Die Erzieherin Frau Jennifer erzählte eine Geschichte für die Kinder. Wie alle Kinder liebte auch diese Gruppe Geschichten, daher war es eine Weile ganz ruhig im Raum. Ich machte während dieser Zeit die ersten Aura Fotos der Kinder, Selfies sowie Ganzkörper-Chakra Bilder zur besseren Interpretation.

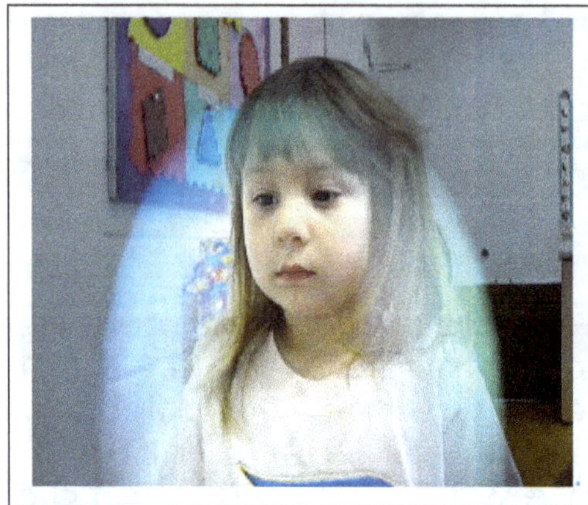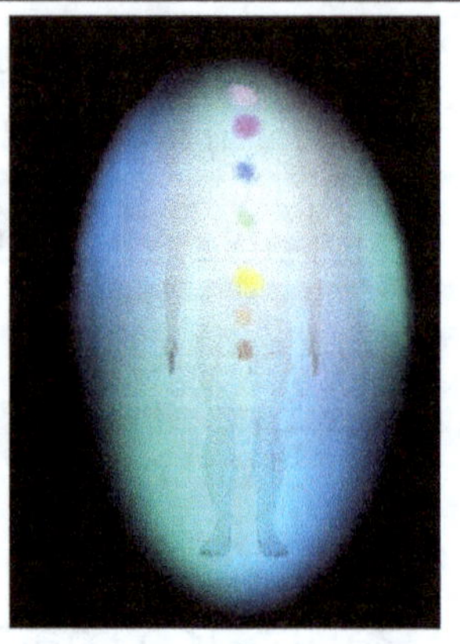

Sophias Aura besteht aus verschiedenen Blautönen, wenn sie zuhört. Auch sie liebt es zuzuhören. Sie zeigt eine ähnliche Entspannung wie Alessandro, mit dem sie auch gerne spielt.

Blau ist eine sehr sensible Energie und Sophia ist in der Regel sehr nett und höflich, aber manchmal ein bisschen zu schüchtern.

Sie ist sehr kreativ und liebt ihre Traumwelt. Um ihren Appetit aufs selbstständige Lesen zu wecken, wäre es angebracht, sie mit gelben Dingen in Berührung zu bringen, z.B. ein gelbes Bild (Sonnenblumen) in ihr Kinderzimmer zu hängen oder ihr den Spaß am Tanzen zu vermitteln. Hip- Hop wäre hier angebrachter, da es aktiver ist und mehr Beat in der Musik hat. Ich würde bei ihr von Ballett abraten, da diese Bewegungsform und die verwendete Musik eher sehr ruhig ist und sie dann eher noch mehr ins Violett bringt.

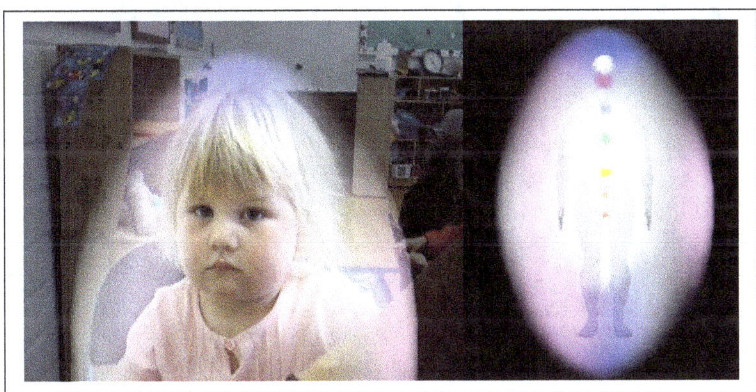

Lili ist ein sehr braves, ruhiges Mädchen, ich glaube, ich habe sie nie sprechen gehört, aber sie scheint die Klasse und die anderen Kinder zu mögen. Sie hält sich mehr alleine auf, als mit den anderen und ihre rosa und violetten Aurafarben zeigen ein sehr sensibles, aber auch sehr kreatives Kind. Sie schaut den anderen Kindern lieber zu, als mit ihnen zu spielen. Sie ist eine von den Kindern, die unsichtbar zu sein scheinen, aber alles sehen und alles mitfühlen, was um Sie herum geschieht.

Pink/Rosa zeigt, dass sie viel Liebe braucht. Ich habe später Ihre Familie kennengelernt, 4 Mädchen und alle eher wild, daher war sie eher die Introvertierte in der Familie.

Wenn Sie nicht genug Liebe von anderen bekommen, besorgen Sie sich ein Kuscheltier oder ein Haustier zum Liebhaben. Oft hat man eine schmerzhafte Zeit hinter sich und braucht viel Liebe!

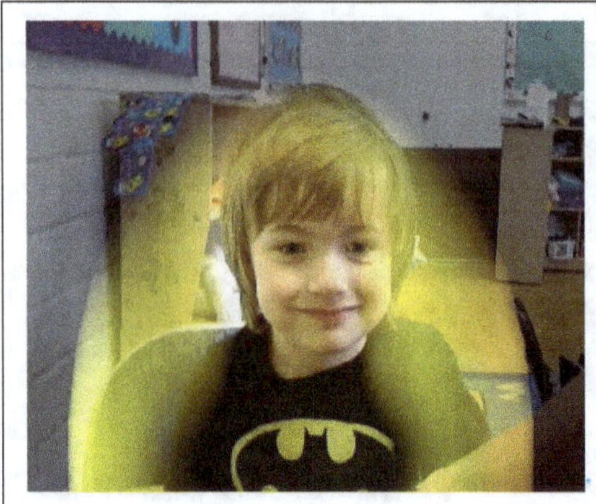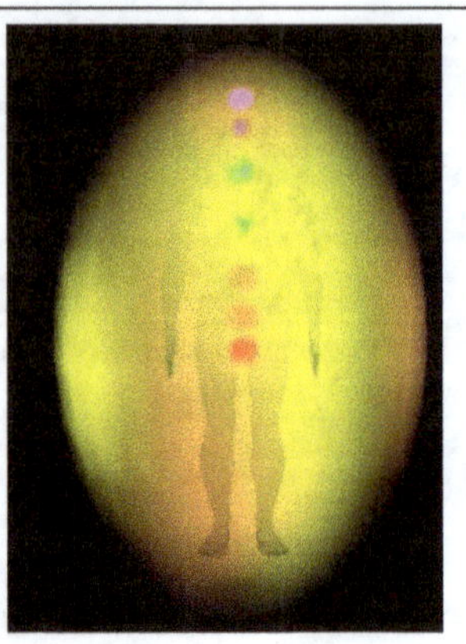

Damon hat eine sehr große, gelbe Aura mit einigen orangen Einflüssen.

Er war noch nicht lange in der Vorschule, da seine Familie gerade erst vor kurzem aus England kam, die Umwelt war also noch ziemlich neu für ihn. Aber er wird diese Situation sicher schnell meistern.

Damon liebt es, sich zu verkleiden; das erste Mal, als ich ihn sah, zeigte er sich im Kostüm, vorzugsweise als Spiderman oder Batman.

Er liebt es immer noch, Kostüme zu tragen, aber immer weniger, da er nun besser mit der Klasse vertraut war und weiß, dass die Kinder ihn auch ohne Maske akzeptierten. Er hat ein großes Energiefeld mit ausgeglichenen Chakren, was einen intelligenten jungen Mann zeigt. Aber so viel Orange in einem Kind kann auch ein sehr anspruchsvolles und starkes Kind anzeigen, das oft sehr schnell unabhängig wird. Er braucht viel Zeit zum Spielen, geht gerne zum Schwimmen und sollte am besten in einem großen Garten (grüne Energie) rumtollen.

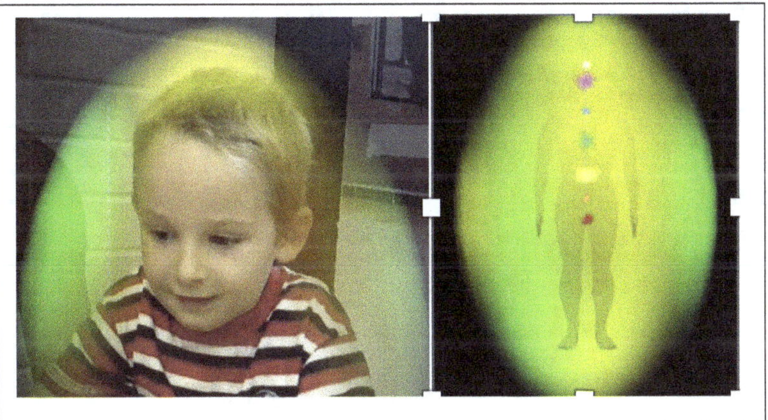

Luke ist ein sehr netter Junge mit guten Manieren; seine Klassenkameraden mögen ihn sehr, denn er scheint zu spüren, was andere wollen oder brauchen. Seine Farben zeigen, dass er sehr aktiv und intelligent ist. Die Chakren sind gut sichtbar und er wird sich entspannt und ausgeglichen fühlen.

Er mag die Schule, und es ist für ihn sehr wichtig mit seinen Klassenkameraden zu interagieren.

Der grüne Aura Typus lieben es, interaktiv mit anderen zu sein, manchmal zu sehr, dass es ein Problem werden kann. Sie lieben es, viel zu kommunizieren, aber oft haben die Lehrer mit damit Probleme, da solche Schüler auch sehr mitteilungsbedürftig sind. Eine schnelle Auffassungsgabe ist allen Grüntypen eigen. Körperliche Bewegung ist hier sehr wichtig!

Test: Aura Fotos nach 15 min rumtollen:

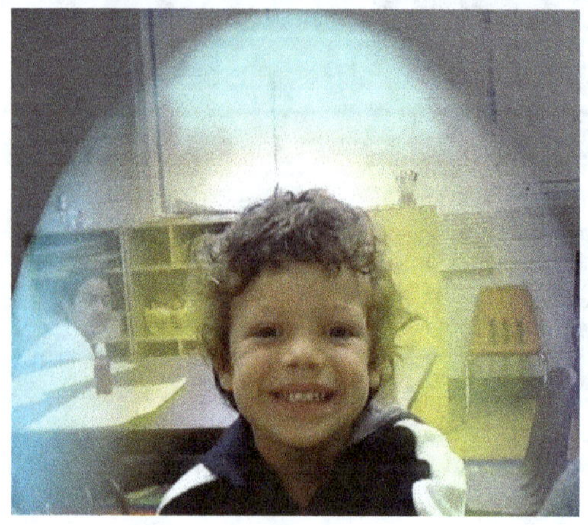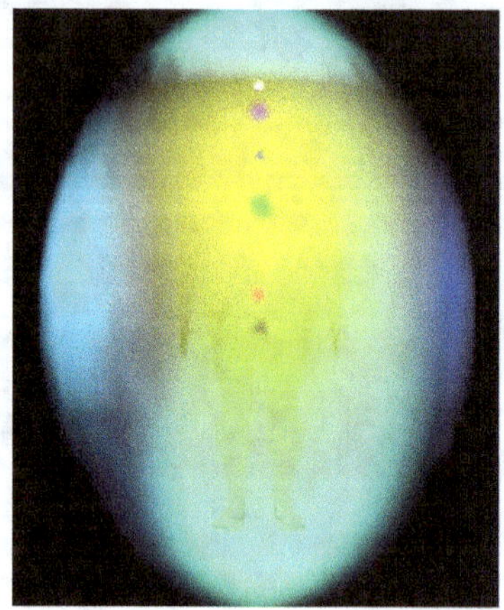

Wie wir zuvor sahen, hatte Alessandro ein dunkelblaues Energiefeld, als er beim Vorlesen zuhörte, was bedeutet, dass er das liebt, wie eigentlich alle Kinder. Es zeigt sich auch hier im Aura Bild ein deutliches Violett am äußeren Rand des Energiefeldes, was Vorstellungskraft und inneren Frieden anzeigt.

Sobald nun Bewegung angesagt ist, kommt er in ein gelb- grünes Feld, das ihn gegenwärtiger macht. Sein Energiefeld ändert sich also auf zwei Stufen, von Indigo in Gelb, was natürlich für ihn ist, da er normalerweise ein grünes Energiefeld hat. Man sieht auch einen großen Unterschied in der Größe der Aura. Es wird größer durch die weite gelbe Energie, Dinge werden für ihn klarer.

Das blaue Feld ist immer noch vorn zu erkennen und bedeutet, dass hinter dem gelben Feld auch blau liegt, man sieht nun die Vermischung zwischen der gelben und blauen Aura, was sich natürlich in grün mischt. Die Energiezentren zeigen keine starke Veränderung, hier ist immer noch viel Solar-Plexus Energie.

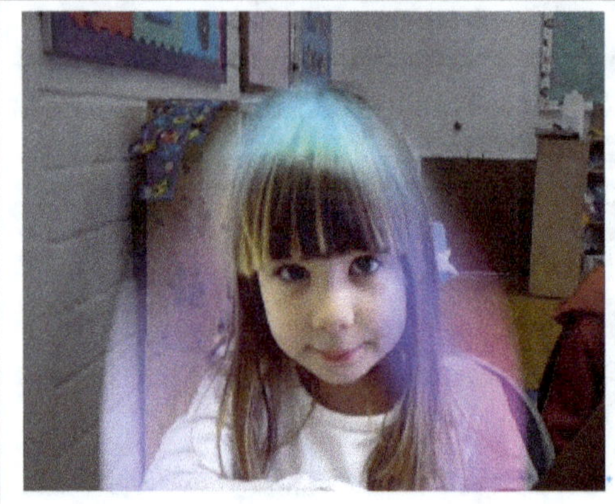 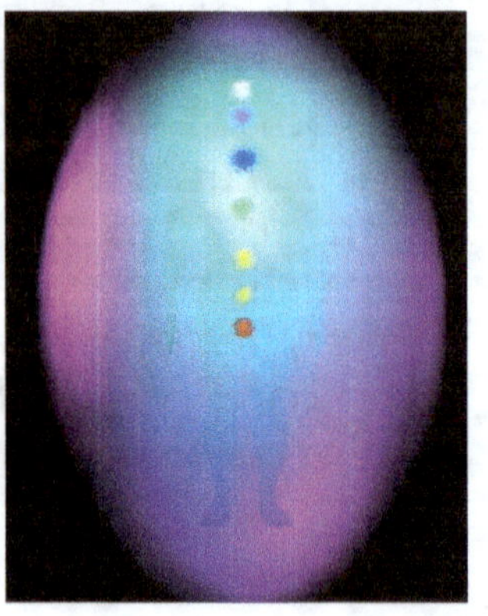

Sophia hat ein schönes hell- und dunkelblau um sich, wenn sie Geschichten zuhört. Laufen war für sie wichtig, das kann man an den wunderschönen hellblauen Aura Farben in ihrem Fotos sehen. Sogar lila kommt stark in ihr Energiefeld, das noch mehr positive Energie bringt. Sie hatte sich jetzt auch mehr geöffnet und mit den anderen Kindern interagiert.

Hier sieht man, wie wichtig regelmäßige Bewegung ist, eigentlich für uns alle, nicht nur für Kinder!
Zusammenfassend kann man also sagen, dass Sophie sich mehr entspannt hatte und zwar in positiver Weise; nun ist sie nicht mehr so entrückt und geistig abwesend wie zuvor.

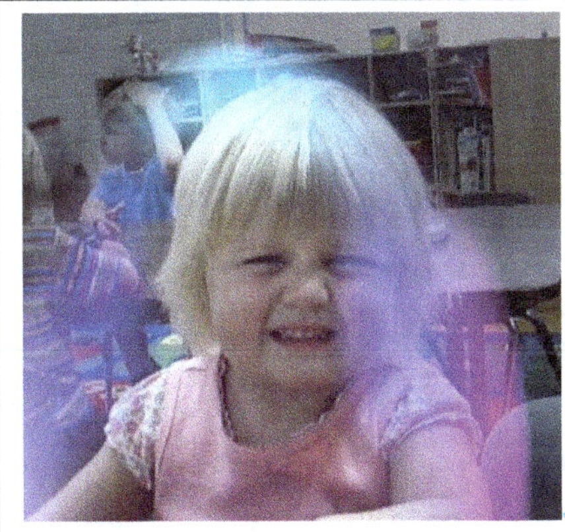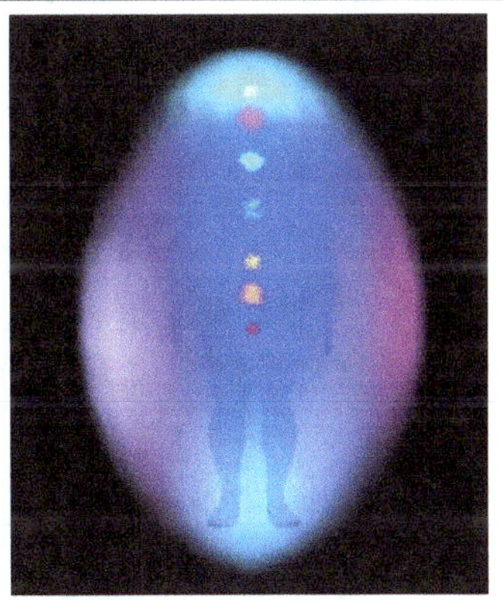

Lili ist mit einer indigo-violett Aura umgeben. Sie ist sehr imaginär und verträumt, aber sehr lieb zu den anderen. Ihr Chakra Foto zeigt deutlich, dass ihre innere Aufmerksamkeit in der Stirn am dritten Auge ist.

Herumlaufen war auch für sie positiv, ihre Aura Farben verschoben sich in ein niedrigeres Energiefeld, wenn auch nicht so drastisch wie bei Alessandro. Sie ging vom Indigo Zustand zu einem hellen blau mit violett am äußeren Rand. Dies bedeutet, dass sie körperliche Übungen genießt, wenn auch nicht so sehr wie die anderen, sie ist nun mal lieber kreativ und mag es auch nicht besonders, aufzufallen. Sie zieht sich lieber zurück und lebt in ihrer Traumwelt.

Als Farbtherapie würde ich orange und gelbe Farben für ihr Zimmer vorschlagen, damit Sie mehr Energie bekommt. Diese Farben würden auch ihrer Konzentration helfen und ihr mehr Lebhaftigkeit bringen.

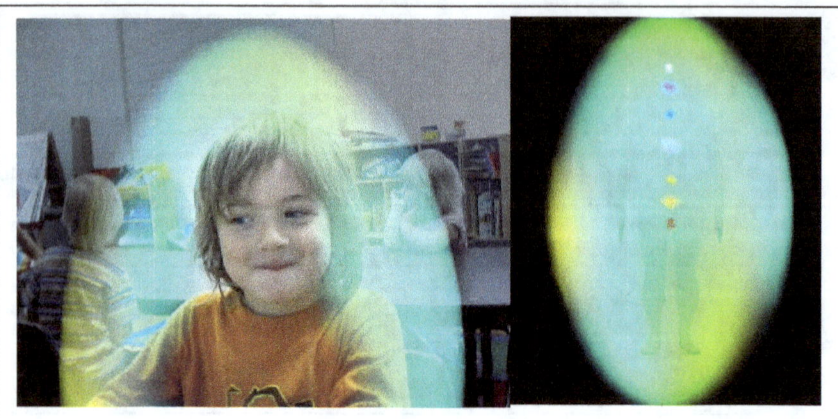

Nach dem Rumlaufen zeigt Damon ein hellblaues und gelbes Energiefeld, welches zeigt, wie sehr er Bewegung und Rumtollen liebt. Blau-Gelb mischt sich farblich in grün, darum sehen wir hier viel Grün.

Das ist eine große Veränderung für Damon. Er ist jetzt viel ruhiger. Man sieht viel mehr Grün und die Chakren sind jetzt viel harmonischer in Form und Größe. Dies zeigt deutlich, wie wichtig körperliche Bewegung für dieses Kind ist. Das orange Feld ist nun vollständig verschwunden, nur etwas gelb ist übrig, das ganze Energiefeld ist klarer und deshalb ist er auch viel entspannter.

Hochenergetische Kinder wie Damon brauchen Sport. Die Energie, die in den unteren Chakren steckt, wird dadurch aktiviert. Ansonsten würde diese „Power" Energie zu viel Energie in den kleinen Körper schaffen, daher sind diese Kinder kurz vorm Explodieren und meist frustriert und laut. Sie reagieren oft wütend oder "implodieren" emotional. Depressionen oder hyperaktivieren, wenn Ihnen die Bewegung fehlt.

Tägliche Bewegung ist hier unerlässlich, um die Energie positiv zu wandeln und entspannen zu können.

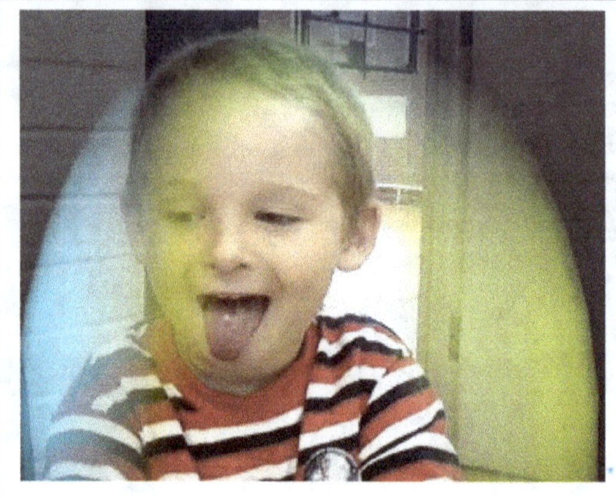 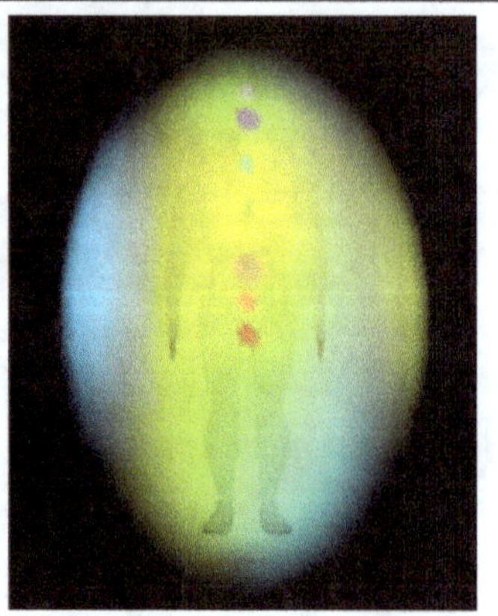

Dieser Junge liebte die Kamera, vielleicht wird er mal ein Schauspieler?

Lukas zeigte sein Talent zum Klassenclown, aber er war eigentlich ein schüchterner und sehr liebesbedürftiger Junge.

Seine Farben sind gelb mit etwas blau, das zeigt, dass ihm das Laufen gut gefällt. Seine Chakren sind fast kreisrund, er fühlt sich also gesund und fröhlich, was durch die starke Gelbfärbung angezeigt wird.
Gelb zeigt seine starke Intelligenz an; Schule ist toll für ihn, ein Ort, an dem er sich wohlfühlt. Als Ausgleich würde ich raten, mit ihm so viel wie möglich zum Schwimmen zu gehen. Vielleicht sogar eine Wand in seinem Zimmer blau anzumalen.

Ich würde auch empfehlen, einem solchen energetischen Kind keine roten Sachen anzuziehen, besser sind blaue und grüne Farben.

TEIL 4

BIOPHOTONIK

Farblicht Therapie

Licht besteht aus 7 Farbenergien: Rot, Orange, Gelb, Grün, Blau, Indigo und Violett. Jede Farbe ist mit verschiedenen Bereichen unseres Körpers verbunden und stimuliert uns emotional, körperlich und geistig.

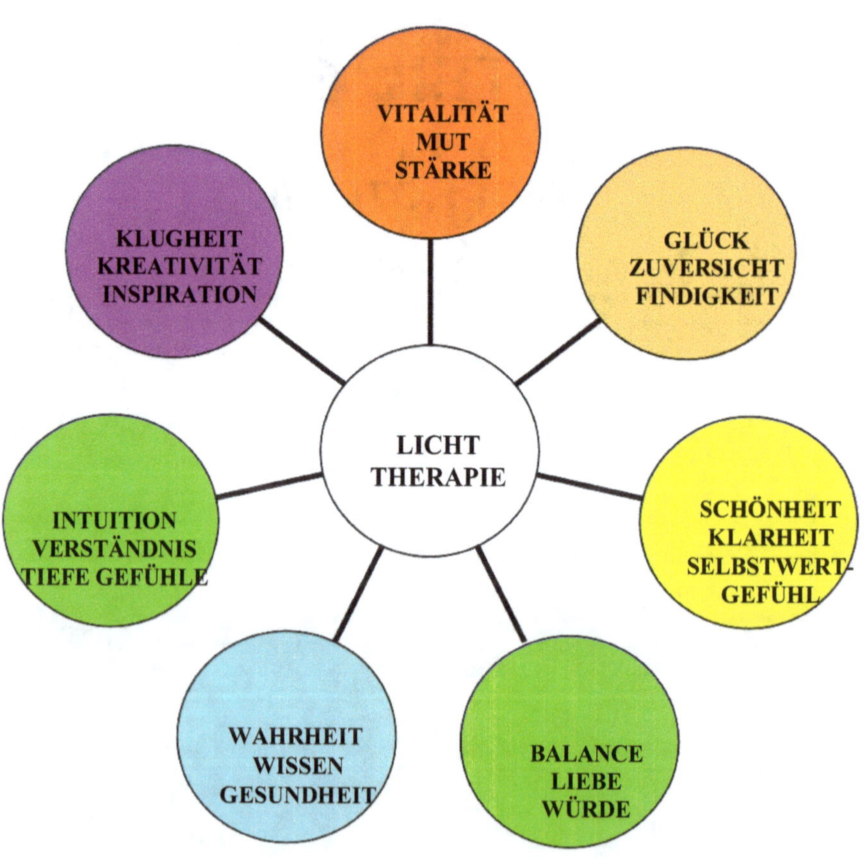

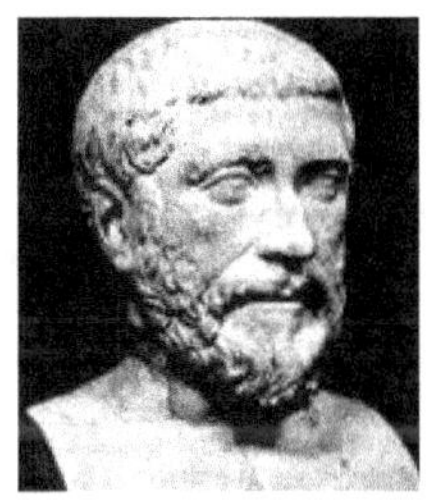

Farblicht-Therapie ist eine Technik, in der ein etwaiges Ungleichgewicht im Körper durch Farbeinstrahlen wiederhergestellt wird. Diese Methode der Heilung ist schon sehr beliebt. Vor ca. 2500 Jahren verwendete Pythagoras Farblicht therapeutisch und "Farbige Hallen" wurden für die Heilung im alten Ägypten, China und Indien angewendet.

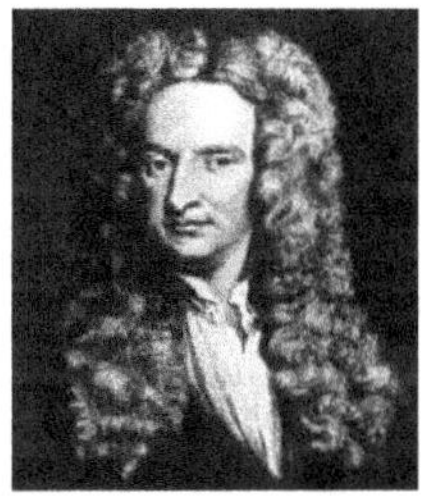

Sir Isaac Newton erfand das erste Farb-Rad, als er weißes Sonnenlicht in rot, orange, gelb, grün, Cyan und Blau aufspaltete. Er legte die beiden Enden des Farbspektrums zusammen, um die natürliche Entwicklung, nämlich Farben aufzuweisen. Newton ging sogar so weit, dass er jeder Farbe eine musikalische Note zuordnete.

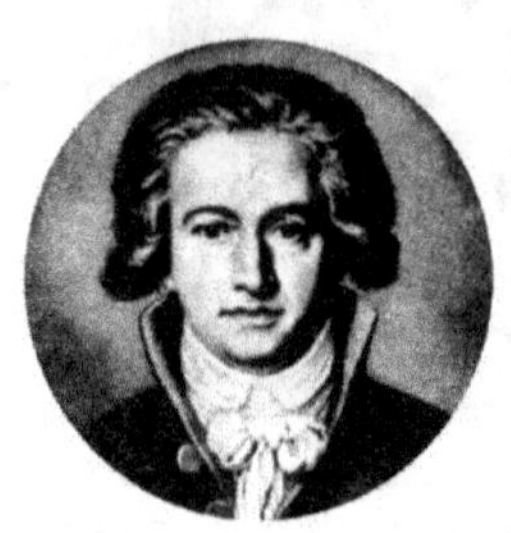

Johann Wolfgang Goethe begann ein Studium der psychologischen Wirkung von Farben über ein Jahrhundert nach Newton. Er erstellte ein Farbenrad, das die psychologische Wirkung der einzelnen Farben zeigt.

Goethe teilte Farben in 2 Gruppen: Die Plus-Gruppe (rot, orange, gelb) und die Minus-Gruppe (grün, blau, indigo, violett).

Farben der Plus-Gruppe erzeugen Spannung und Heiterkeit. Farben der Minus-Gruppe ist mit Schwäche und unruhigen Gefühlen verbunden.
Goethe beobachtete, dass blau ein Gefühl von Kühle gibt und Gelb eine wärmende Wirkung. Es wird be-hauptet, dass er auf seinem Sterbebett sagte, dass sein Buch "Zur Farbenlehre" (Theorie der Farben) seine wichtigste Arbeit gewesen war.

Pionier der modernen Farbtherapie war **Niels Finsen** (1860 – 1904) aus Dänemark. Er gründete 1896 das heutige Institut für Finsen, in Kopenhagen für die Farbbehandlung von
Tuberkulose und erhielt 1903
den Nobelpreis für Medizin auf dem Gebiet der Erforschung der

physiologischen Wirkung des Lichts auf den menschlichen Organismus.

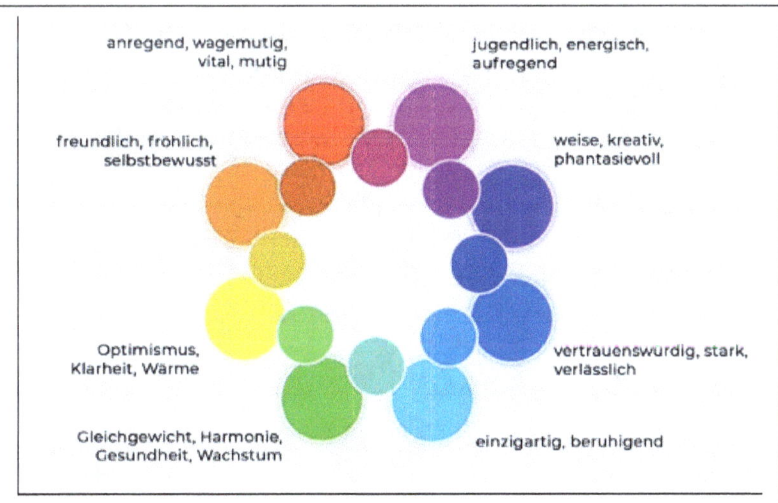

1932 belegten die kalifornischen Psychologen Gerrard und Hessay folgendes:

Blaues Licht hat einen beruhigenden Effekt

Rotes Licht hat einen stimulierenden Effekt

In unserer heutigen eher hektischen Welt vergessen wir oft die einfachen Dinge im Leben, nämlich gesund zu essen und uns um unseren Körper zu kümmern. Symptome wie Kopfschmerzen mit einer Pille zu "heilen", statt darauf zu achten, was man für Lebensmittel zu sich nimmt und vor allem genug Wasser zu trinken!

Was noch schlimmer und auch nicht so einfach zu beheben ist, emotionale Probleme werden oft unterdrückt und der Mensch dadurch depressiv.

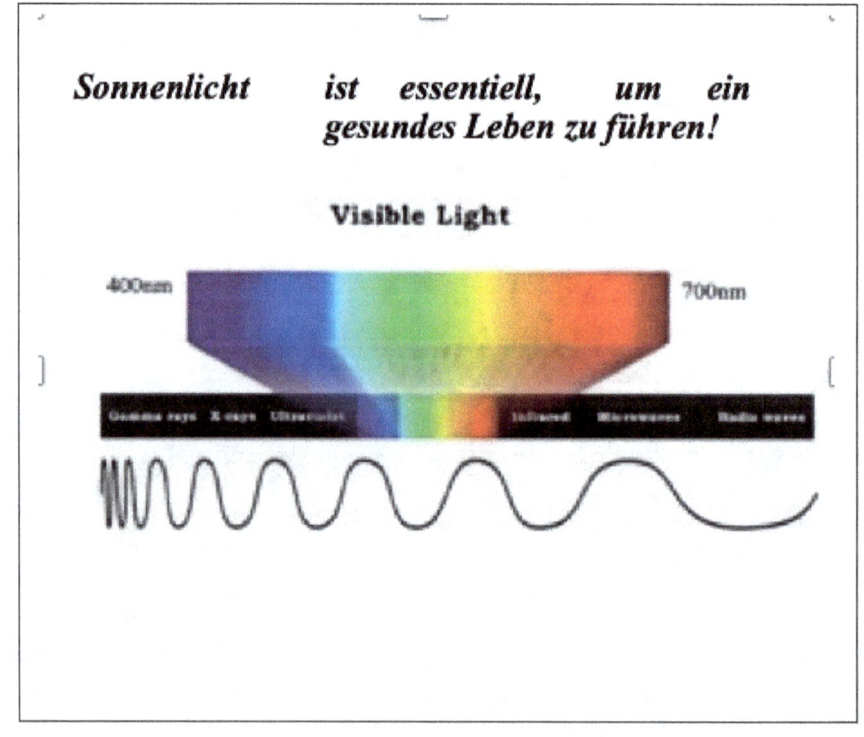

Heutzutage leben die meisten Menschen unter enormen Stress und dann noch unter künstlicher Beleuchtung mit einer falschen spektralen Zusammensetzung.

Die Lichtregelungssignale aus der Umgebung sind dadurch stark verzerrt oder fehlen völlig. Es gibt viele Methoden, aber eine der schnellsten und einfachsten Methoden des 21. Jahrhunderts, begründet auf 1000 Jahre alten Wissen:

Natürliches Licht, dass das gesamte Spektrum seiner Farben, einschließlich UV- und Infrarot beinhaltet, ist ein menschlicher Grundbaustoff und ist lebenswichtig für eine optimale Gesundheit.

Die Stimulation durch Sonnenlicht findet in erster Linie durch die Augen und die Haut statt. Das Sonnenlicht fließt durch die Augen direkt in den Hypothalamus und beeinflusst jedes System und jede Zelle in unserem Körper. Sonnenlicht stimuliert unsere Vitamin D Produktion. Vitamin D spielt eine wesentliche Rolle bei der Regulierung des Calcium Spiegels im Blut und beim Knochenaufbau.

Licht Therapie

Seit der Erfindung der Glühbirne im Jahr 1879 haben wir den Lebensstil einer Outdoor-Gesellschaft zu einer Indoor-Gesellschaft verändert.

Allerdings gab es in den letzten Jahren Forschungen, die die Auswirkung der künstlichen Beleuchtung auf den Menschen nachweist. Bezogen auf die Kraft der natürlichen Außenbeleuchtung (100.000 Lux), leben wir jetzt in der Dunkelheit. Die durchschnittliche Innen-Beleuchtung ist etwa 700 Lux oder weniger als 1% des Sonnenlichts, dass wir mittlerweile als selbstverständlich ansehen. Deshalb leiden mittlerweile sehr viele Menschen an physische, psychische und emotionale Folgen dieser Malillumination.

Malillumination kann fast mit Unterernährung verglichen werden. Das volle Spektrum der Strahlung, einschließlich der UV-und IR- Strahlung, ist ein lebenserhaltendes Element und ein menschlicher Grundstoff. Das natürliche Licht ist für das gesamte menschliche Wohlbefinden lebenswichtig und fördert Langlebigkeit.

Lichttherapie wurde schon vor 4000 Jahren in Ägypten und Griechenland bekannt und wird heute langsam wieder in verschiedenen Kliniken eingesetzt.

Lichttherapie umfasst die Anwendung von Licht als Heilungsinstrument zur optimalen Gesundheit. Es ist eine natürliche und nicht- invasive Therapie ohne Nebenwirkungen und ist extrem leistungsfähig im Bereich der Prävention.

Lichttherapie geht Hand in Hand mit allen anderen Formen der ganzheitlichen Gesundheitsvorsorge und kann selbst verabreicht werden. Farbtherapie ist ein anderes Wort für Lichttherapie, was auch bedeutet, dass Lichttherapie eine Form der Farbtherapie ist.

Entscheidend für die Farbtherapie ist, dass die Person als ein offenes System gesehen wird, das bedeutet, dass er/sie in einem Austausch von Materie und Energie mit seiner Umgebung tätig ist.

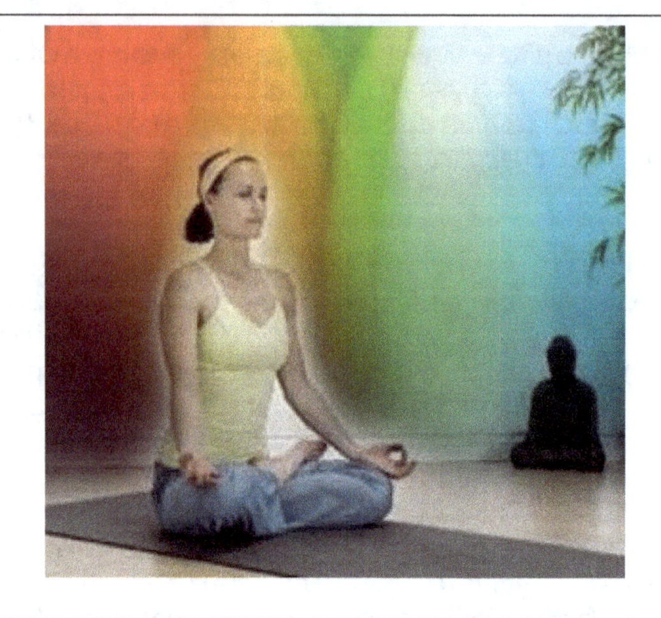

Bei Forschungen wurde festgestellt, dass alle Lebewesen Licht emittieren. Um genauer zu sein: Sie strahlen Lichtquanten (Photonen) aus. Da das in biologischen Systemen entsteht, nennt man sie Biophotonen.
Jede lebende Zelle erzeugt Biophotonen und diese Zellen dienen einem Informationsaustausch. Mehrere Studien glauben, dass durch die Zellkommunikation von kranken Zellen z.B. Krebszellen entstehen können.

Heilendes Licht

Auszug von NASA's Weltraum Programm
Erscheinungsdatum: 18.04.2001

Experimente mit Lichtenergie machen alle glücklich: Landwirte, Ärzte, Patienten und Astronauten profitieren von den Vorteilen. Was als Test für bessere Ernten begann, endete damit, dass sich schwer kranke Patienten schneller erholten. In diesem Fall stimmt es, was für Pflanzen gut ist, tut auch dem Menschen gut.

Es begann mit Light Emitting Diodes (LEDs) entwickelt von NASAs Marshall Space Flight Center in Alabama und Quantum Devices, Inc., Wisconsin. Die Wissenschaftler setzten Pflanzen an Bord der Space Shuttle ein unter ein LED-Infrarotlicht. Sie fanden heraus, dass das Licht der LEDs das Wachstum der Mitochondrien (Energie Kammern) jeder Zelle fördert. Das bedeutet, dass die Zellen schneller wuchsen. Schneller wachsende Pflanzen sind eine gute Nachricht für Landwirte; Je schneller die Pflanzen wachsen, desto früher können sie geerntet, verarbeitet und verkauft werden.

Etwa zur selben Zeit hörten die Wissenschaftler des Quantum Device, dass Ärzte den Einsatz von Laser- Therapie für ihre Patienten besprechen. Während Laserlicht das Zellwachstum und die Heilung bei Patienten beschleunigen, gab es auch einige signifikante Nachteile.

Laser können dazu führen, Gewebe um den Behandlungsbereich zu überhitzten, sie sind groß und teuer, in der Wellenlänge (Farbe) begrenzt, und sie sind nicht sehr zuverlässig, sagte Harry T. Whelan, MD, Professor für pädiatrische Neurologie und Direktor der hyperbaren Medizin an der medizinischen Hochschule von Wisconsin.

Bald erkundigte sich Dr. Whelan bei den Wissenschaftlern des Quantum Device, um zu sehen, ob man mit LED bessere Ergebnisse als mit Laser-Therapie hat, die die Behandlungsqualität der Patienten verbessern würde. "LED-Behandlung ist eine wunderbare Weiterentwicklung" sagt Dr. Whelan.

LEDs erwärmen nicht das Gewebe wie es Laser tun. LED verwenden längere Wellenlänge (rot) als normales Infrarotlicht, sie dringen tiefer in das Gewebe ein.

Und wenn Laser extrem zielgenau sind, dann können sie den gesamten Körper behandeln, wie z.B. bei der Behandlung von Verbrennungen, Quetschungen und bei Chemotherapie.

LED-Therapie wird erfolgreich bei diabetischen Hautgeschwüren, Verbrennungen und schweren Wunden verwendet. Je röter das Licht, desto länger ist die Wellenlänge und kann desto tiefer ins Körpergewebe eindringen, laut Dr. Whelan.

Das Licht der Infrarotstrahler ist länger als beim Laser und deshalb sind sie dem Laser überlegen, behauptet Dr. Whelan. Die verbesserte Therapie könnte sich zur Behandlung von Hirntumoren bis hin zu schweren Verletzungen erstrecken. Wenn LED- Licht verwendet wird, um lichtempfindliche Medikamente für Chemotherapie zu aktivieren, nennt man das Fotodynamische Therapie (PDT). Normalerweise wird LED-Licht dazu verwendet, normale Zellen zur Heilung und Geweberegeneration anzuregen.

"LED reagieren mit Cytochrome im Körper", sagt Dr. Whelan. "Cytochrome sind Zellteile, die auf Licht und Farbe reagieren.

Wenn Cytochrome aktiviert sind, steigt Energie an und dies regt Gewebewachstum und Regeneration an. Das Potenzial, Gewebe-, Muskel- Knochen- und Gehirnmasse zu regenerieren, öffnet die Tür, Menschen mit Erkrankungen zu helfen, wo es vorher keine Hoffnung mehr gab."

Die gute Nachricht über die Anwendung von LED- Therapie, um Heilung zu beschleunigen, kommt aus dem Raumfahrprogramm. Muskel- und Knochenschwund sind bei Astronauten gut dokumentiert, da Schwerelosigkeit den Heilungsprozess verlangsamt und die Funktion und Struktur der Mitochondrien jeder Zelle verändert, laut Dr. Whelan.

Das Ergebnis ist, dass Wunden nur langsam heilen und Muskeln und Knochen bei längerem Aufenthalt im All schwächer werden. Die Idee der LED-Therapie mit Astronauten klang vielversprechend. Die Benutzung von LED-Therapie kann den Auswirkungen der Schwerelosigkeit entgegenwirken", sagt Dr. Whelan.

"LED-Therapie könnte auch bei anderen Bedingungen im All verwendet werden, die nicht auf Behandlung wegen Mikrogravitation reagieren. Ein einfacher Schnitt könnte schneller mit Hilfe der LED-Therapie heilen, aber die Vorteile wären noch bemerkenswerter, wenn man bei einem Astronauten eine schwere Verletzung behandeln muss. "Hier auf der Erde", so Dr. Whelan, „kann LED-Therapie sehr leicht unsere gesamte Bevölkerung beeinflussen."

Nicht jeder muss LED-Behandlungen für sich nutzen, aber jeder kennt jemanden mit einer schweren Verletzung. Allein das Wissen, dass es Hoffnung gibt, ist eine gute Nachricht!"

Die folgenden Seiten zeigen Leute vor und nach Farbtherapie. Die einzigartige Idee der Farbtherapie, die hier verwendet wurde, ist die Kombination von Aura Video und Farblicht Therapie. Die Aura Technologie wird verwendet, um die Biofeedback- Messung jedes einzelnen und die während der Sitzung zu erhalten.

Ich habe Energie Fotos jeder Person gemacht, um einen möglichst vollständigen Energie Check zu bekommen. Um das Therapiekonzept zu verstehen, lassen Sie uns einen Blick auf die **Komplementärfarben des Aura Farbspektrums** werfen:

Primärfarben (rot, gelb, blau) sind die Basis, aus der alle anderen Farben kommen. Wenn Sie zwei Primärfarben mischen, erhalten Sie 50% einer Grundfarbe und 50% einer anderen Grundfarbe, also eine **Sekundärfarbe** (orange, violett und grün).

Wenn Sie eine Primärfarbe mit einer Sekundärfarbe kombinieren, wird eine Tertiärfarbe erstellt. Das Farbrad beschreibt die Beziehungen zwischen den Farben.

Farbenergänzungen sind Farb-gegensätze. Diese Farben kontrastieren sich gegenseitig, aber es hilft, dass Sie lebendiger erscheinen. In der Farbkarte (Abb. 84), werden die Farben ineinander ergänzt. Farbergänzungen werden auf diese Weise visualisieren, um zu zeigen, wie sie zusammenarbeiten können.

Also, für eine Person mit viel ROT wäre eine Farbbehandlung in erster Linie mit GRÜN gut, da Grün die Komplementärfarbe von ROT ist.
Aber wir können nicht einfach nur in den Farben "baden", Um einer Person mit grün zu helfen, müssen wir langsam beginnen, z.B. mit Hilfe der Chakren, beginnend mit rot zu orange, gelb und grün.

Wenn Sie keine professionelle Farblichttherapie machen können, machen Sie doch einfach einen langen Spaziergang durch grünes Gras und Wald oder malen Sie eine Umgebung, die Sie entspannend empfinden. Oder verwenden Sie farbigen Tücher, die Sie für eine gewisse Weile tragen oder in der Wohnung aufhängen.

Das Farbenrad

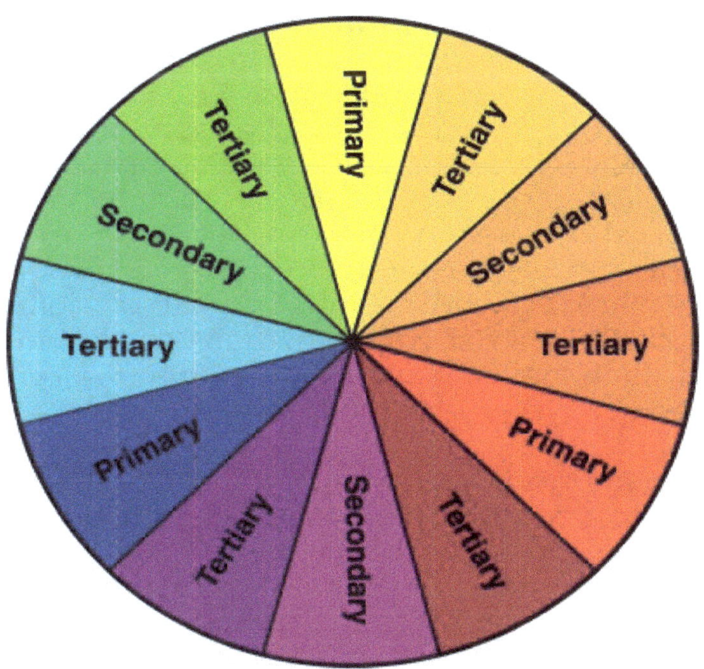

Self-Help Techniken:

Es gibt viele effektive Selbsthilfe Methoden: Ich empfehle immer, eine einfache geistige Übung zu machen, wenn Sie sich gestresst fühlen oder Sie nicht einschlafen können oder immer, wenn Sie das Gefühl haben, etwas Gutes für ihren Körper tun zu wollen.

Schließen Sie die Augen und stellen sie sich die Grundfarben vor, beginnen Sie mit rot, dann orange usw., fühlen Sie sich langsam in alle anderen Farben und lassen Sie diese um sich herumdrehen (ca. 30 sec). Dann visualisieren Sie orange, gelb, grün, blau, violett und abschließend stellen Sie sich ein weißes Licht um sich vor. Diese einfache Methode hilft Ihnen, sich zu stabilisieren und Ihre Chakren und Ihr Energiefeld zu verstärken.
Keine Sorge, wenn Sie schon bei gelb einschlafen, das ist völlig normal. Versuchen Sie einfach, beim nächsten Mal etwas weiter kommen.

Dieses kleine Experiment ist sehr einfach und leicht zu machen, in allen Situationen wie z.B. im Flugzeug! Tun Sie das allerdings bitte nicht beim Autofahren oder in einem Klassenzimmer, da eine hohe Chance besteht, dass sie einschlafen, also versuchen sie die Methode erst, wenn Sie im Bett sind oder sich entspannen möchten.

Aura und Farblicht Studie

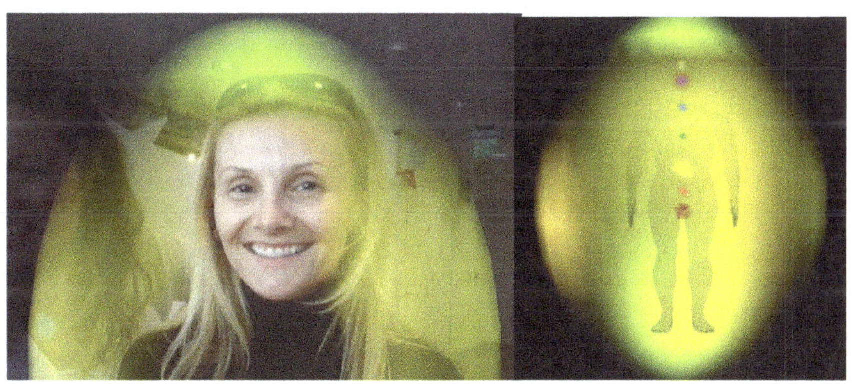

Marianne's Aura Veränderung nach
der Farblichttherapie

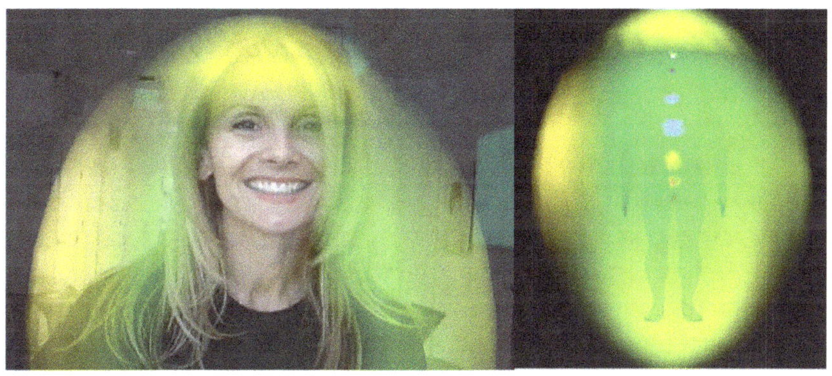

Die Fotos von Marianne wurden vor und nach einer Farblicht-Behandlung aufgenommen, so dass die Zeitdifferenz circa 30 Minuten betrug. Marianne's normale Energie ist gelb, sie ist sehr energetisch und liebt Spaß, durch ihren Job als Flugbegleiterin darf sie nicht vergessen, auf ihre energetische Gesundheit zu achten.

Marianne erlebte das Farb-Balancing Programm, das vor allem mit grünen und blauen Farben wirkt und nach 30 Minuten kam sie entspannt raus, sie war wieder energetisch aufgeladen! In ihrem ersten (vorher) Foto kann man den Farbunterschied durch die starke gelb-orange linke Seite sehen, dass ihre intellektuelle, lustige Seite zeigt.

Ihre gelbe Seite ist extrem stark, daher war die Änderung nicht sehr drastisch. Der Solar Plexus Bereich (gelb) des ersten Bildes ist gut sichtbar im zweiten Foto, aber die grüne Farbe überlappt; es erscheint ein starkes grün, die Herz-Chakra Farbe, eine sehr entspannte und heilende Energie. Insgesamt fühlte Marianne sich viel entspannter und auf jeden Fall besser als vorher.

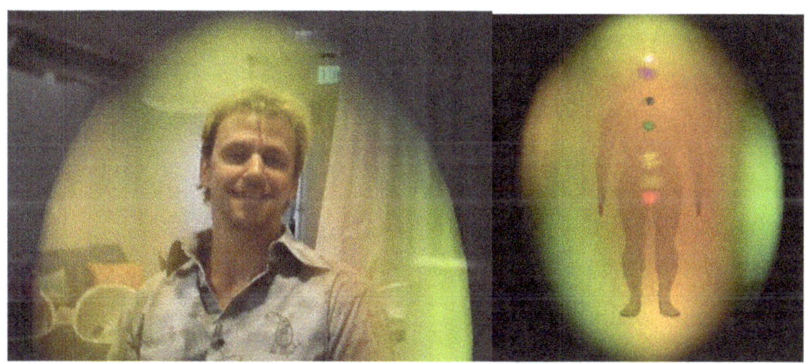

Philipps' Aura Veränderung nach der
Farblichttherapie

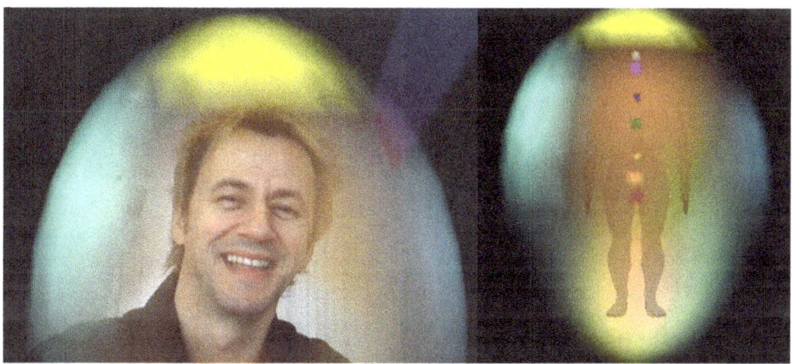

Philipp's Aura ist in der Regel Orange, er arbeitet ständig an etwas, läuft herum, stylt die Haare seiner Kunden oder macht Kaffee in seinem Café. Er ist in der Regel sehr energisch und es macht immer Spaß, mit ihm zusammen zu arbeiten. Orange sind sehr produktiv und sehr unabhängig und mögen es, wenn Sie das Sagen haben. Philippe zeigt in seinem 1.Bild auch grüne Energie im Außenbereich, da er muss in seinem Job als Friseur viel reden.

Es ist extrem schwer, eine orange Energie zu verändern, da die Farbfrequenz extrem dicht ist. Daher habe ich beschlossen, ihn eine Blaue Farblichtbehandlung erleben zu lassen. Blau ist die Komplementärfarbe von Orange und sollte Philipp zumindest kurzfristig in einen entspannten Zustand versetzen. Nach der Behandlung kam er auch wirklich sehr erfrischt aus der Kabine.
Sein 2.Fotos sieht vielleicht für sie stark verändert aus, aber wenn Sie genau hinsehen, hat sich nicht viel verändern. Beide Fotos sind ausgewogen, allerdings sieht man im 2. Bild mehr blau.

Wie ich mir schon dachte, veränderte sich die entspannte Farbe ziemlich rasch, das starke Orange kehrte bald zurück. Aber Philipp genoss die Farbbehandlung sehr und kehrte regelmäßig zu Kurzsessions zurück in die Kabine, da er es doch sehr genoss.

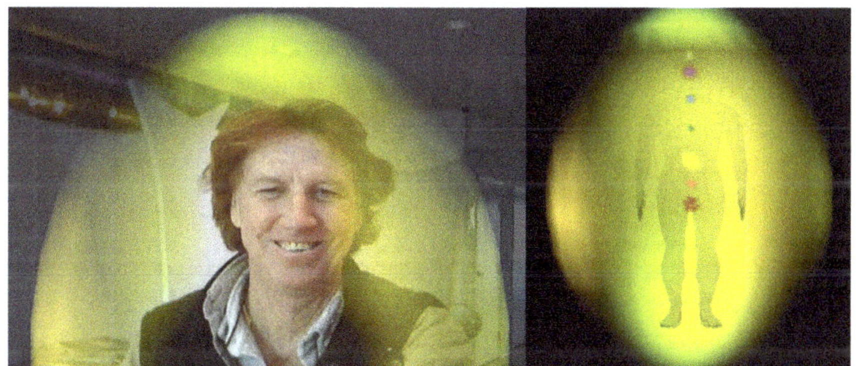

Jamie's Aura Veränderung nach der
Farblichttherapie

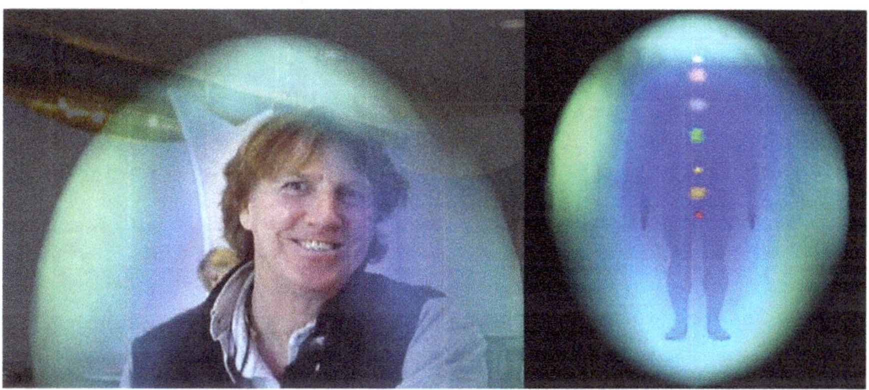

Ich kenne Jamie seit etwa 15 Jahren und er
ist in der Regel eine sehr gelbe Aura
Persönlichkeit, immer nett, warmherzig, ein
echter Erfinder, der es liebt, sich in der
kalifornischen Sonne mit Surfen oder
Rollerbladen zu beschäftigen. Jamie ist
allerdings in seinem Leben durch eine
Menge durchgegangen und nach einer
lebensbedrohlichen Nahtod - Erfahrung
wurde er auf seine innere Seite
aufmerksam.

Sie können auf den Fotos sehen, dass er die Fähigkeit hat, in einen blauen, entspannten und sensiblen Bereich in ziemlich schneller Zeit zu wechseln. Ein typischer Gelb Typus mit heilenden Fähigkeiten mit starker spiritueller Kraft.

Dieses Beispiel zeigt seine zwei Seiten, die gelbe lustige, intelligente und die kommunikative und entspannte blau-grüne (türkis) Aura Persönlichkeit. Von außen betrachtet sehen die Fotos als drastische Veränderung aus, aber ich sehe nur die vielseitig begabten Heiler, der wie ein Chamäleon seine Farben ändern kann. Übrigens ein paar Monate nach diesem Bild wurde er ein in USA bekannter Filmemacher, als er seine Surf-Filme, die er in Malibu in den 60er Jahren gedreht hatte, öffentlich zeigte.

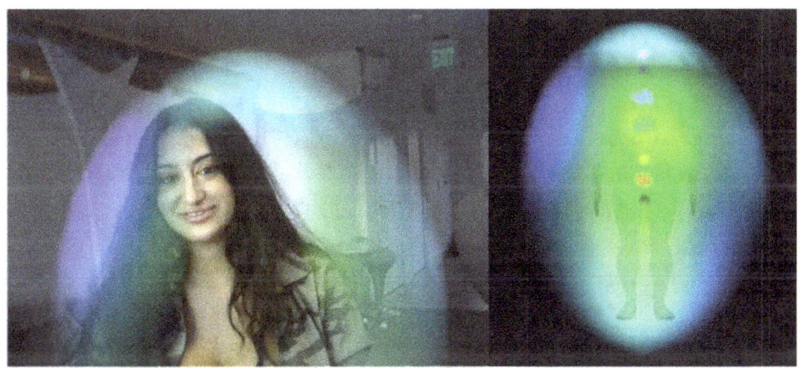

Shannon's Aura Veränderung nach der
Farblichttherapie

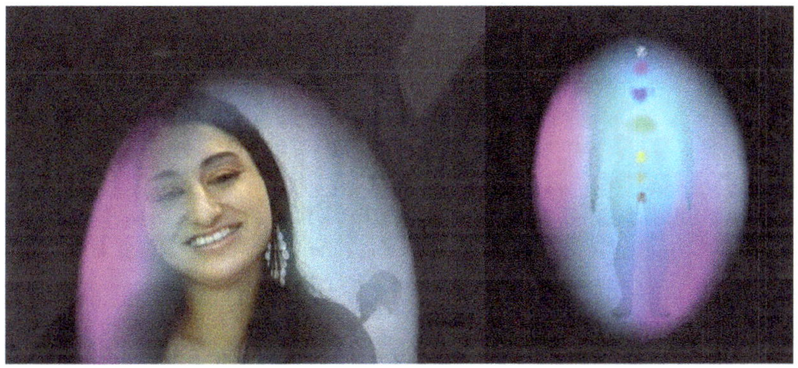

Shannon hat meist ein wunderschönes Hellblau. In ihrem ersten Bild war sie erst kommunikativer als sie normalerweise ist. Sie ist eigentlich eine eher introvertierte und eine sehr kreative Person, eher der Zuhörer, durch ihren Job als Stylistin muss sie mehr reden, als sie es eigentlich mag. Allerdings lebt Sie hier ihre kreative Seite aus, daher kann Sie doch sehr entspannt sein.

Durch die Farblicht Therapie entspannte Sie sich sehr schnell und kam bald in ihre Hauptenergie, die man hier als blau-violett sehen kann. Ihr Hals- Chakra blüht förmlich auf. Sie sagte danach sofort, sie fühlte sich toll und sehr beruhigt durch die Entspannungsbehandlung. Sie meinte auch, dass die Farben einen enormen Einfluss auf ihr Wohlgefühl hätten, blau und violett gingen wie eine Welle durch ihren Körper und sie liebte die Erfahrung.

Menschen mit solcher Aura Persönlichkeit sind oft introvertiert, lieben Meditation und lange Spaziergänge am Wasser, um zu regenerieren.

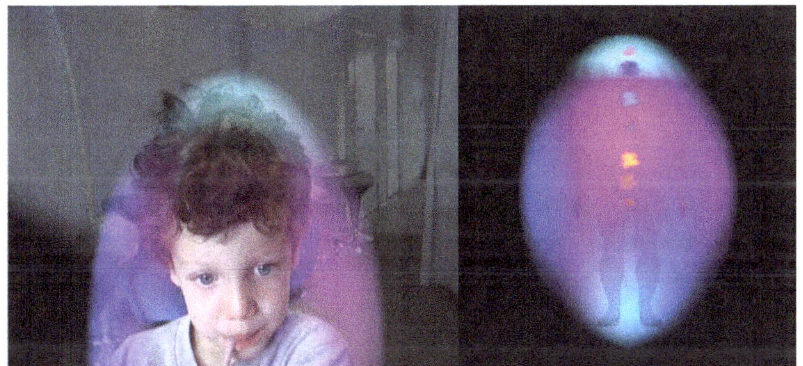

Alessandro's Aura Veränderung nach der Farblichttherapie

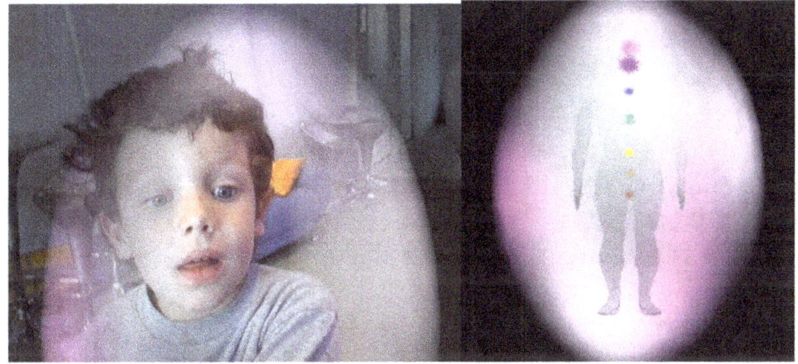

Zurück zu den Fotos: Zuerst sehen wir ein tiefes Indigo bis lila mit starken Chakren, was als entspannt und ruhig, vielleicht ein wenig hungrig interpretiert werden kann, da Indigo auch ein niedriger Blutzuckerspiegel anzeigen kann. Sie sehen den Strohhalm, mit dem er während des Tests seine Milch trank.

Im zweiten Bild hat Alessandro ein leichtes violett, fast rosa um sich herum, das sein künstlerisches, kreatives Talent wiederspiegelt. Er kam singend aus der Lichtkabine und fragte nach einem Stift und Papier, um ein Bild zu malen.

Mein Sohn Alessandro ist Anfang April geboren, im Sternzeichen Widder, so ist er von Natur aus sehr aktiv, aber auch sehr süß und liebevoll. Er liebt es, kreativ zu sein, singt viel und hat eine große Vorstellungskraft. Er hat in der Regel eine grün-violette Aura, und liebt es, viel zu reden. Er spricht fließend Deutsch und Englisch und springt ständig zwischen den beiden Sprachen mit Leichtigkeit umher. Ich kann nur noch betonen, wie wichtig und hilfreich dies für seine Zukunft sein wird. Jedes Kind sollte die Gelegenheit haben als Kind schon mindestens eine weitere Sprache zu lernen, da Kinder in jungen Jahren sehr spielerisch und schnell lernen

TEIL 5

FARB-EFFEKTE

Baqua Karte aus dem FengShui

REICHTUM	RUHM	BEZIEHUNGEN
Brunnen Kristalle Windspiele SÜDOST	Feuer Rote Kerzen Räucherstäbchen SÜDEN	Paare: Buch-Enden Doppelstatuen SÜDWEST
FAMILIE, GESUNDHEIT Pflanzen Blumen Grüne Sachen OSTEN	ZENTRUM Ruhiger Platz zum Zentrieren & Meditieren	KINDER, KREATIVITÄT Metallgegenstände Windspiele Selbstgebasteltes WESTEN
WISSEN Verstärken Sie Ihr eigenes Ansehen! NORDOST	KARRIERE Wasserskulpturen Tischbrunnen, Gemälde NORDEN	SPIRITUELLE HELFER Spirituelle Führung Reisen Meditation NORDWEST

FengShui

Übersetzt heisst das „Wind und Wasser" ist eine Jahrtausende alte chinesische Methode, um Gleichgewicht zu schaffen und Energie zu verändern, sprich verbessern, oder wie die Chinesen sagen, das Chi zu verbessern.

Wasser stellt die physikalische, feste Welt dar, während Wind die innere Welt der Energie darstellt, die mit der Außenwelt interagiert.

FengShui ist das optimale Anordnen, die Energie (das Chi) von Wohnungen, Büros und Unternehmen mit Wohlstand und Erfolg zu steigern.

Im internen FengShui geht es um die Verbesserung des inneren Gefühls, um Glück und Gesundheit anzuziehen.

In vielen FengShui Büchern ist die Betonung nur auf externes FengShui. Externe FengShui Techniken sind effektiv, aber etwas fehlt.

Zum Beispiel nutzen viele Unternehmen fließendes Wasser in der Nähe der Eingangstür, um die Energie des Unternehmens sprich die Finanzen anzukurbeln. Aber wenn der Eigentümer balanciert ist, dann ist der Effekt leider auch nicht wirksam.

Hier sind einige Techniken, um das interne und das externe Chi zu verbessern und gute Energie in Ihr Leben zu bringen:

Wenn die Zirkulation dieser unsichtbaren Energie blockiert oder verzerrt wird, also eine Shar Chi (=negative Energie) auftritt spürt man das oft intuitiv. Man fühlt sich nicht wohl und will nur mehr aus dem Geschäft raus. Natürlich wollen Sie in ihrer Wohnung bzw. im Geschäft positives Chi reflektieren. Jeder will an einem ausgeglichenen, positiven bzw. energiegeladen Ort wohnen bzw. arbeiten.

Einfache, aber grundlegende Ansätze, um positives Chi zu kreieren, sind Stellung und Elemente in Abstimmungen mit Möbeln, Farben und Objekte oft mit sogenannten Feng- Shui-Kuren. Darunter versteht man Platzierung von bestimmten Objekten, z.B. Statuen, Kristallen und natürlich die dort passende Farbe oder das stimmige Element. Ein einfaches Hilfsmittel ist die nachfolgende Baqua Karte, die man am besten über den Wohnungs- oder Bürogrundriss legt

Wo beginnt man beim FengShui?

Legen Sie einfach die Baqua Karte über ihren Wohnungs- oder Bürogrundriss und schauen Sie sich erstmal die verschiedenen Bereiche an, die nach der FengShui Deutung gewisse Kräfte über die einzelnen Plätze verfügen.

Entscheiden Sie zuerst, in welchem Bereich Ihr Türeingang steht. Natürlich können Sie diese Technik auch auf nur einen Raum bestimmen!

Im FengShui ist vor allem die Beziehung zwischen den 5 Elementen (Feuer, Wasser, Holz, Metall und Luft) wichtig, die die Himmelsrichtungen überwiegen. Feuer sollte gegenüber von Wasser sein und nicht daneben, eine zu starke Einmischung würde den Energiefluss stören.

Qi wird in Yin (Weiß) und Yang (Schwarz) aufgeteilt:

Sheng Qi: Gute Energie
Verhilft zu Wohlbefinden.

Shar Qi: Schlechte Energie
Behindert positive Ergebnisse

Im FengShui ist Sauberkeit und Ordnung sehr wichtig, um das Chi sauber zu halten. Machen Sie einen Großputz (Clean Sweep), um unbenutzte, negative Erinnerungen der Vergangenheit zu vertreiben.

Nun können Sie mit Hilfe des Baqua Antworten auf ihre Fragen bekommen und durch Objekte, Farben, Elemente und Attribute, die jeweiligen Bereiche verändern und positiv aktivieren.

Objektbeispiele:

Scheinende Objekte: Spiegel, geschliffenen Kristall-Kugeln, Edelsteine, Lampen, Kerzen

Klang: Windspiele, Glocken, Musik

Lebendes Chi:

Blumen, Pflanzen, Vögel, Fische

Bewegung: Mobiles, Glockenspiel,

Brunnen Schwere: Steine, Möbel

Mechanische Dinge:
Computer, Radio, TV

Bamboo: Flöte

Farben: Siehe Baqua Karte

Es ist sehr empfehlenswert, erstmal für einen kurzen Moment über jeden Baqua Bereich nachzudenken, bevor man mit der Feng-Shui- Arbeit beginnt. Während dieser Kurz-meditation wird ihre Intuition geleitet. Bleiben Sie möglichst positiv in Gedanken, dadurch wird Ihr FengShui stärker und effektiver sein.

Ich persönlich stelle mich am Beginn in den Haupteingang und stelle mich auf jeden der 9 Bereiche ein, die auf der Bagua Karte dargestellt werden. Beachten Sie vor allem tote, leere Winkel und überladene Bereiche. Gehen Sie nun langsam von Bereich zu Bereich, beobachten Sie erstmal nur und machen Sie sich vielleicht dabei Notizen.

Wenn Sie frisch in ein Haus/Wohnung einziehen, ist es ratsam, erstmal in der leeren Wohnung zu meditieren, bzw. setzten sie sich ein wenig in einen Raum und visualisieren, was in diesem Raum/Wohnung/Haus zukünftig passieren wird.

Eine gute Idee ist auch das sogenannte Räuchern: Zündern Sie etwas Weihrauch oder ein Räucherstäbchen an und gehen von Zimmer zu Zimmer, in jede Ecke, um die Energie in den Räumen zu säubern. Man kann auch mit Salz die Räume in jeder Ecke bestreuen, man sagt, um alte Geister zu fangen. Lassen Sie das Salz auch ein paar Stunden oder besser über Nacht liegen.

Meditation:

Zuerst sorgen Sie dafür, dass Sie nicht gestört werden und schalten Sie Ihr Telefon leise.
Nun setzen Sie sich entspannt hin und schließen Sie die Augen. Konzentrieren Sie sich auf Ihre Atmung und entspannen Sie sich dabei. Jetzt fragen Sie sich eine Frage und lassen Sie sich die Antwort in den Sinn kommen. Dabei immer auf die Atmung konzentrieren!

Legen Sie jetzt keine Wertung auf die Antworten. Sie verlassen sich jetzt einfach auf Ihre Intuition. Beobachten Sie einfach. Nach ca. 5 Minuten schreiben Sie die Antworten stichpunktartig zusammen.

Nachfolgend sind 9 Fragen, die sie sich in den jeweiligen Bereichen stellen sollten, um Ihr FENG SHUI zu verstärken.

REICHTUM Was macht Sie gefühlsmäßig reich? Gibt es bei ihnen innerlich Raum für Wohlstand? Violette Farben SÜDOST	RUHM Ein Kamin /offene Feuerstelle eignet sich hier gut. Was verstärkt für Sie Ruhm und Berühmtheit? ROTE Kerzen SÜDEN	BEZIEHUNGEN Was fördert gute Beziehungen? Was schafft Konflikte? Achten Sie auf Sauberkeit ROSA Farben SÜDWEST
FAMILIE, GESUNDHEIT Was bringt Heilung in die Familie? Pflanzen OSTEN	Was bietet Komfort an? Was ist "in der Luft"? Was verkörpert Vertrauen für Sie? ZENTRUM	KINDER, KREATIVITÄT Was verkörpert Vertrauen für Sie? Ist hier Kreativität oder Chaos? WESTEN
WISSEN Was fördert das Gefühl von Wissen für dich? Bücher und Wissen sind hier wichtig BLAU unterstützt NORDOST	KARRIERE "Fließt" alles in diesem Bereich? Oder blockiert etwas den Fluss? Stelle einen Tischbrunnen auf oder ein Gemälde NORD	SPIRITUELLE HELFER Was gibt es hier, dass einer anderen Person helfen könnte? Was behindert mich, anderen zu helfen? GRAUE Farbe unterstützt NORDWEST

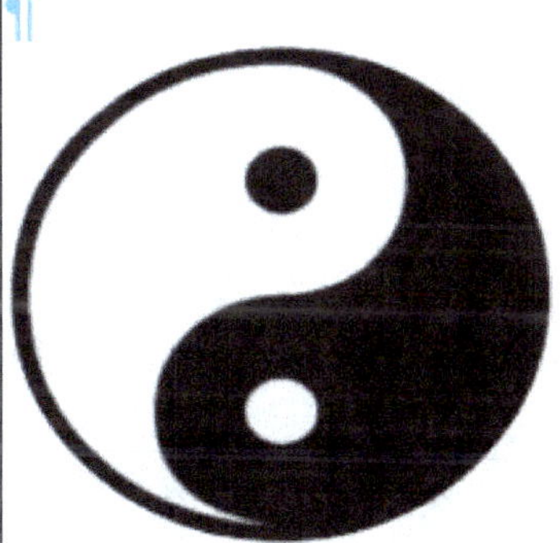

Von den unsichtbaren Über-zeugungen und Gedanken, die wir in uns haben bis zu den sichtbaren Reflexionen dieser Gedanken, die wir in unserer "wahren" Welt sehen.

Das Äußere spiegelt unser Inneres, aber es ist wichtig, an beiden Aspekten zu arbeiten.

Wenn Sie nun z.B. die Reichtum-Ecke Ihres Hauses "bereichern", indem Sie dort Münzen und Geld hinlegen, aber gleichzeitig das innere Gefühl haben, dass sie den Reichtum nicht verdienen, werden Sie die positive externe Energie in eine negative innere Energie verwandeln, also passen sie ihre Gedanken an!

Aber wenn Sie krank sind und Sie schmücken den zentralen Bereich Ihres Hauses mit gesunden Pflanzen und haben das Empfinden, dass sie diese Pflanzen heilen und sie sich immer mehr gesund sehen, dann sind Ihre internen und externen Energien ausgeglichen und Sie werden bald positive Veränderungen erkennen.

WASSER

(Foto: Emoto Masaru)

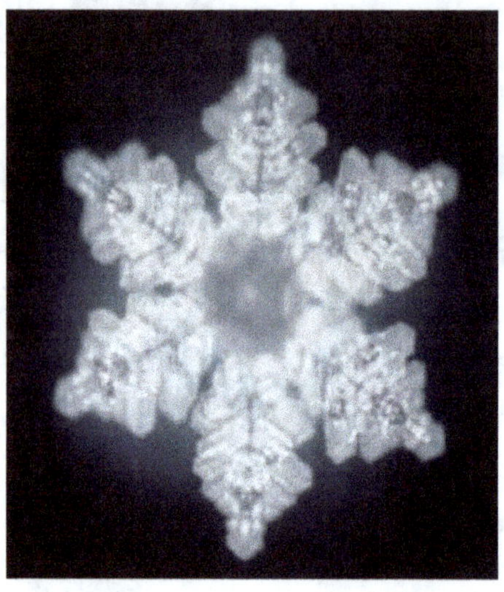

Wasser hat eine große Wirkung auf unseren Körper und es ist eine Tatsache, dass das Leben im Wasser begonnen hat. Wir sind zu 70% aus Wasser und unser Denkprozess kann nun fotografiert werden (Foto von Emoto Masaru, "Arbeit mit Wasser").

Wir leben alle auf der Erde mit einem blau-grünen Energiefeld, genannt natürlich der blaue Planet. Basierend auf diesem Fakt glaube ich, sind wir so konzipiert, dass uns nicht nur die blau-grüne Farbe von Licht auflädt, sondern vor allem die entspannende blaue Wasser- und Himmelsfarbe.

Haben Sie sich jemals gefragt, warum die Sonne gelb ist und der Himmel blau? Denken Sie mal darüber nach, welche Kombination diese Farben ergeben!

Wenn Sie außerdem wissen möchten, in welchem energetischen Umfeld Sie leben, sollten Sie vor allem auf die Natur dort achten. Welche Farbe ist dominant? Welche Farbe haben die meisten Blumen? Ist es eher heiß, wo sie leben oder ist das Klima kalt und rau mit viel Wind und Regen? Falls Sie hier nicht weiterkommen, steigen Sie in ein Flugzeug und sehen Sie Ihre Stadt von oben an.
Diese Energieausstrahlung hat natürlich eine enorme Wirkung auf ihr persönliches Energiefeld!

Ziehen Sie auch in Betracht welche Luft Sie atmen. Ist diese sauber oder hat die Stadt, in der Sie leben, oft Rauch- oder Ozonalarm (wie Mexico City oder Los Angeles)? Wie steht's mit dem Wasser, können Sie es aus der Leitung trinken?
Wohl kaum!
Das alles hat einen starken Einfluss auf Ihr Energiefeld und damit auf ihre Gesundheit, da alles miteinander verknüpft ist (natürlich auch ihre Emotionen und Gedanken).

In seinem Buch "Die Botschaften des Wassers", von Dr. Masaru zeigt er Wasserkristalle, die alle in verschiedenen Gemütszuständen fotografiert worden sind.

Beispiele sind unter anderem: "Danke", "Liebe", aber auch Wasserkristalle von verseuchten Quellen oder sauberem Gebirgsseewasser.

Emoto Masaru sagt auch, dass ein Embryo im Mutterleib aus 90% Wasser besteht, ein Erwachsener aus 70%, seine Fotos zeigen also den energetischen Denkprozess, der in jeder Wasserzelle herrscht.
Da wir zum Großteil aus Wasser bestehen, hilft eine Entspannung im Wasser bei Stress am besten noch in Verbindung mit Licht, damit wird die Wirkung durch Farblichttherapie maximiert. Viele Heilbäder arbeiten mit diesem Wissen. Sie können aber auch mal eine Selbstbehandlung probieren, einfach in der Wanne bei Kerzenlicht und Aromaölen bei ruhiger Musik entspannt zurückleg en.

Ernährung

Haben Sie jemals darüber nachgedacht, welche Farbe ihre Haupternährung hat? Welche Farbe bevorzugen Sie vor allem? Haben Sie schon mal daran gedacht, dass es einen Grund hat, dass sie eine bestimmte Farbe beim Essen bevorzugen?

Ich bin selber Mama und war natürlich auch schon einige Male in verschiedenen Fastfood Ketten, allerdings nicht täglich und da mein Sohn ernährungstechnisch mittlerweile auch über ungesunde Ernährung mehr weiß eher selten. Vergessen Sie auch nie, Verbote machen vieles unwiderstehlich.

Sie sollten sich einfach mal bewusst machen, was genau sie alles zu sich nehmen. Vor allem wenn Sie bewusst wissen, dass es nicht gut für Sie ist, aber Sie können einfach nicht widerstehen.

Essen Sie bewusster und versuchen Sie diese "schlechte Ernährung" einzuschränken und diesen Versuchungen entgegenzuwirken.
So sollte mit der Zeit die "gute Ernährung" überwiegen.

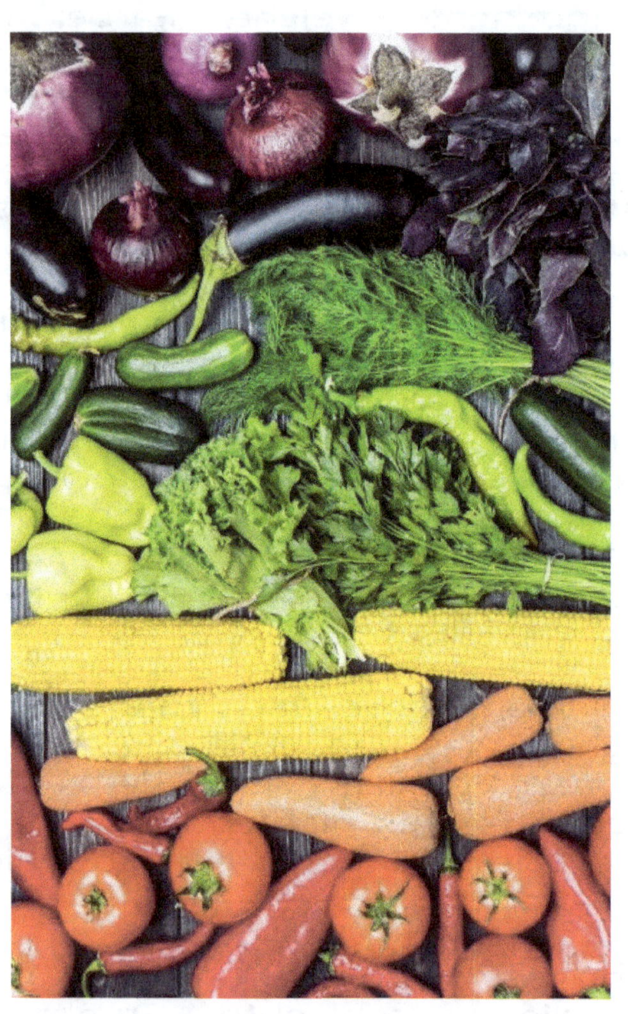

Edelsteine

Kristalle haben auch einen sehr starken Einfluss auf uns und können uns vor negativen Energien schützen. Ich benutze gerne Steine, wenn ich mit vielen Menschen arbeite. In meinen Anfangsjahren war ich oft nach einem vollen Tag auf einer Messe sehr müde und fühlte mich ausgelaugt. Aber dann habe ich einen schönen Smaragd gefunden, denn ich heute noch auf Messen trage. Die Wirkung ist enorm, ich kann den ganzen Tag über mit meinen Kunden reden und fühlte mich den ganzen Tag lang beschwingt.

Probieren Sie es für sich selbst aus, wählen Sie einen farbigen Krystal und vertrauen Sie bei der Wahl ihrer inneren Stimme. Sie können natürlich auch einen Stein in ihrer Aurafarben nehmen oder der Komplementärfarbe. Wie gesagt, vertrauen Sie auf Ihrem Instinkt!

Man kann natürlich auch als Schutz einen Anhänger eines geliebten Menschen nehmen, was seit Generationen getan wird z.B. ein Kreuz. Symbole bieten einen starken Schutz.

Wenn sie einen Stein für jemand anderen aussuchen, fragen Sie die Person am besten zuerst nach seiner Lieblingsfarbe. In der Regel ist das die Farbe, die die Person braucht, um sich zu balancieren.

Vergessen Sie auch nicht, Ihre Kristalle täglich vor dem Tragen zu reinigen, baden sie die Steine vor dem Tragen kurz unter kaltem Wasser und trocknen Sie sie dann mit einem weichen Tuch ab.

Wurzel	Sakral	Solar Plexus	Herz	Hals	3. Eye	Kopf
1.Chakra	2.Chakra	3.Chakra	4.Chakra	5.Chakra	6.Chakra	7.Chakra
Granat Rubin Rauch- kristall Schwarzer Hematit Obsidian	Carnelian Mondstein Oranger Beryllium Karneol Citrin	Citrine Gelber Tigerauge Topaz Bernstein Agate	Rose Quartz Aventurine Malachite Smaragd Jade Peridot Turmalin (pink & grün)	Aquamarin Blauer Topaz Türkis Opal Perle Blaue Agate Larimar Aqua Aura	Topaz Amethyst Lapis Saphir Agate	Bergkristall Diamant Amethyst violetter Fluorit

Kleidung und Farbwahl

Ich höre oft, ob Kleidung die Aura beeinflusst. Und da die meisten Menschen wie ich auch oft schwarz, braun oder grau im Alltag tragen, habe ich mich natürlich auch schon gefragt, ob das gut oder schlecht ist. Hier gibt es allerdings keine wissenschaftliche Bewertung, nur ein individuelles Farbgefühl, ein emotionaler Zustand.

Haben Sie jemals darauf geachtet: Wenn Sie sich gut, vielleicht sogar glücklich fühlen, dann tragen Sie eher helle, vielleicht sogar auffallende, meist warme Farben, manchmal sogar bunt, fast wie ein Schmetterling. Das gilt meist für sonnige Tage, man ist viel farbenfreundlicher gekleidet als an Regentagen, doch warum ist das so?

Natürlich wirken warme Sonnenstrahlen auf unsere Stimmung positiv. Man kann einen ähnlichen Effekt mit einer Farbdusche, Lichttherapie oder Sonnenbrillen mit gelben Gläsern bekommen.

Wenn Sie zu Depressivität neigen, probieren Sie einfach mal gelb zu tragen oder malen Sie ein Bild in vorwiegend gelben Farben.

Dekorieren Sie Ihr Heim mit gelben Tüchern oder Kissen oder kaufen Sie sich zum Anfang mal gelbe Socken oder gelbe Unterwäsche. Gelb macht fröhlich und sie werden manches positiver sehen.

Ich habe oft bemerkt, dass Menschen, die sich in dunklen Farben kleidet, mit einer schönen bläulichen Aurafarbe umgeben sind und sehr sensibel und empfindsam sind.
Diese Menschen kleiden sich dementsprechend in dunklen Farben, oft schwarz, da Sie sich meist unbewusst durch die dunklen Farben schützen wollen. Helle Farben nehmen viel zu viel Energie weg. Jemand, der viel schwarz trägt, könnte dies auch aus Angst tun! Schwarz wird oft dann getragen, wenn jemand versucht, "unsichtbar" zu sein, sich gar zu verstecken versucht.

Menschen mit einer tiefgrünen Aurafarben sind in der Regel sehr gut gekleidet, alles ist perfekt, die Haare, Nägel, Make-up. **Grüne** sind die Perfektionisten unter den Aurafarben und sie meist haben das nötige Kleingeld, um sich ihre Vorstellungen zu finanzieren.

Wenn jemand mit einer **roter** Aurafarbe den Raum betritt, wissen Sie es sofort wegen der starken, kraftvollen Energie. **Rote** Männer sind oft Bodybuilder, sie sind in der Regel stark, haben buschige Augenbrauen und bewegen sich selbstsicher.

Rote Mädchen sind oft sehr sexy, sind nicht unbedingt schön im klassischen Sinn, aber haben eine sehr sexy Ausstrahlung. Sie sollten Grün benutzen, um zu viel aktiver Energie entgegenzuwirken, z.B. machen Sie einen Spaziergang in der Natur oder plaudern Sie mit einem guten Freund.

Gelbe Aura Persönlichkeiten sind meist dünn und groß, haben lange Beine, blonde Haare; oft brauchen Sie eine Brille oder Kontaktlinsen (mehr Mädchen) und haben immer ein selbstgefälliges Lächeln auf den Lippen.

Der Gelb Typus ist sehr intelligent, sie lieben Bücher und heutzutage natürlich das Internet, können sogar social media süchtig sein. Sie sind sehr neugierig und stellen viele Fragen. Wenn Sie sich farbmässig hier erkennen, probieren Sie Blau zur Entspannung. Kleiden Sie sich blau, gehen Sie schwimmen oder malen Sie mal wieder.

Orange Aura Persönlichkeiten sind dünn, aber stark, sehr attraktiv und immer wie auf der Flucht. Sie sind sehr kreative Menschen. Oft sehr kreativ mit ihren Händen, sie können gut massieren, vielleicht sogar töpfern oder kreative Bastelarbeiten verrichten, aber auch Schreiben fällt ihnen spielend leicht. Unter dieser Farbgruppe finden sich oft Kletterfreunde (free climbing) und gute Tänzer aufgrund ihrer Flexibilität und sie lieben es, sich zu bewegen.
Sie haben viele Freunde, die für sie sehr wichtig sind. **Violett** entspannt diese kreativen Menschen, Spiritualität, Meditation und Malerei, aber auch Fotografieren hilft ihnen, sich zuerholen.

Als **Grüne Aura Persönlichkeit** kann ich nur zustimmen... wir reden viel! Den ganzen Tag, jeden Tag, eigentlich immer! Wenn Sie Ruhe wollen, treffen Sie sich nicht mit einer grünen Person. Kommunikation ist so wichtig wie das Atmen, bitte verstehen Sie das!
Daher wundert es nicht, wenn man einen **grüne Aura Persönlichkeit** z.B. im Reisebüro oder in einer PR-Firma findet. Zum Ausgleich sollten Sie mal **Rot** und **Violett** probieren, immer abwechselnd, also Sport (Rotenergie) treiben und anschließend eine kreative

Arbeit z.B. Malen (violette Energie, singen oder mitunter kann auch kochen sehr kreativ sein. Natürlich kann man das kombinieren, Sport mit Musik ...

Blaue Aura Persönlichkeiten sind meist sehr nett und höflich und haben oft Probleme mit ihrem Körpergewicht. Sie tun viel für andere, sie helfen sehr gerne, aber sie haben auch das Bedürfnis, sich geschätzt zu fühlen. Sie benötigen mehr als andere, mal ein ehrlich gemeintes Danke zu hören und bekommen dies oft zu wenig (für ihren Geschmack). Daher stammt auch das üppige Körpergewicht, da sie die unverbrauchte Liebe in Fett umwandeln, dass sich als Schutz und auch zur Erdung angesammelt hat.

Da **Blau** mit dem 5. Chakra verbunden ist, sind Sie sehr spirituelle und empfindliche Menschen und würden wahrscheinlich wie Engel anfangen zu fliegen, wenn sie leichter wären.

Falls Sie als **Blau Typus** Gewicht verlieren möchten, versuchen Sie es mit etwas mehr gelb: Tragen Sie gelbe Tücher streichen Sie die Wände an, oder versuchen Sie gelbe Sportarten wie Tanzen oder Yoga.

Violette Aura Persönlichkeiten sind eher dünn und groß, haben meist dunkle Haare mit auffallenden Augen und einem sinnlichen Lächeln. Sie sind oft attraktiv, charmant, aber auch sehr anspruchsvoll und selektiv in der Partnerwahl. Sie haben einen starken Willen und sind sehr bedacht, diesen durchzusetzen. Sie haben starke Zukunftsvisionen und können oft nicht warten, wie sich die Dinge entwickeln. Sie benötigen mehr orange, um Spaß und Freude in Ihr Leben zu bekommen! Versuchen Sie es mal mit Tanzen oder lernen Sie massieren.

Menschen mit einer weißen Aurafarbe sind oft körperlich schwach, weißhaarig, älter und nicht mehr wirklich am Alltag interessiert. Aber sie sind sich sehr bewusst über geistige Sphären und haben oft starke Träume. Sie sollten versuchen, sich mit gelb-grünen Farben zu erden.

Treffen Sie sich mit Nachbarn oder guten Freunden und machen Sie Spaziergänge zusammen durch die Natur.

Abschließende Gedanken

Ich verstehe nicht, warum Patienten in Krankenhäusern immer weiß gekleidet und in weißen Betten liegen müssen. Dies raubt dem Patienten das letzte bisschen Energie, dass er/ sie braucht. Ich kann nur hoffen, dass mal jemand mit etwas Einfluss dieses Buch liest und etwas ändert,

z.B. die Farben grün (für Balance) und Rose (Selbstliebe) oder blau (Frieden, Liebe) für die Raumfarben und Kleidung wären angebrachter. Wenn ein Patient sich besser fühlt, kann er/sie g e l b und orange tragen, damit er sich positiver fühlt und wieder Kraft entwickelt.

Dagegen sollten Justizvollzugs-anstalten warmen Farben wie **rot** und **orange** vermeiden, da diese stimulierend wirken, oft Aggressivität hervorrufen.

Ich würde grün, blau und violett vorschlagen, um die Auswirkungen zu beruhigen und Frieden und Ruhe zu schaffen. So könnten Bäume oder schön bemalte Wände in dieser Farbe enorm helfen.

Vergessen Sie nicht, dass Menschen in warmen Farben (**rot**, **orange**, **gelb**, aber auch **violett**) sehr unabhängig sind und ihre persönliche Freiheit schätzen. **Blau** und Weiß sind hilfsbedürftig. **Grüne** sind sehr unabhängig, aber mögen Nähe.

Wenn Sie viel weiß tragen, kann sich ihr Energiefeld öffnen: **Weiß** ist eine Spektrum Farbe und beinhaltet alle Farben, daher sollten Sie diese nur dann anziehen, dass Sie sich gesund und gut fühlen, da Sie eine Menge Energie nach außen abgeben.

Viel Spaß beim Experimentieren!

Lieber Leser,

Ich hoffe, mein Buch hat Ihnen gefallen

Falls Sie irgendwelche Beanstandungen haben, bitte, bevor sie eine negative Rezession auf Amazon lassen, schreiben Sie mir doch erst mal: **info@aurafit.org**

Ich hatte keinen Ghostwriter, da ich der Meinung bin, ich kann doch etwas schreiben, aber manchmal vertippt man sich oder etwas verrutscht, ohne dass man's sieht… Also sorry hierfür schon im Vorfeld und bitte, senden Sie mir doch eine Email, falls Sie Fragen haben.

Falls Sie mehr über die Aura lernen wollen, besuchen Sie mich hier: **www.auriclight.net** Und falls Sie Ihr eigenes mobiles und erschwingliches Aura Video Gerät kaufen wollen, dann besuchen Sie doch bitte: **www.aurafit.org**

Mit herzlichen Grüßen

Bettina

Weitere Empfehlungen:
A History in Time and The Universe in a Nutshell, (2 books in one), Stephan Hawkings, 2009
The Color Code, Scribner Taylor Hartman Hands of Light, Barbara Ann Brennan Celestine Prophecy, James Redfield
The Seven Spiritual Laws of Success, Deepak Chopra
Infinite Mind: The Science of Human Vibrations, Valerie Hunt
The Probability of the Impossible, Dr. Thelma Moss
Canine Vision, Mark Plonsky, Ph.D.
Light, Color and Environment, Faber Birren, Reinhold Book Corp., 1969 Color Psychology and Color Therapy, Faber Birren, Citadel Press, 1950 Spectro-Chrome-Metry Encyclopaedia, Dr Dinshah P. Ghadiali, 1933
Der 4-Farben-Mensch, (Luescher-Color-Diagnostic), Prof. Max Luescher Schriften zur Farbenlehre, Goethe-Ausgabe der Deutschen Buchgemeinschaft Das Wesen der Farben, R. Steiner, R. Steiner-Verlag, Dornach 1921
Heilkräfte der Farben, Drei Eichen Verlag, München 1954
Color-Therapie, H. -Bauer-Verlag, 1979
The Power of Color, Cynthia Blanche, Lansdowne, copyright 1952 (reprint 1998)
Therapie durch Farbe, Brook Haus, Tetbury, England, 1980

Der Einfluss des Augenlichtes auf Stoffwechsel und Hormone, Imago Mundi
Neue Wege der Magnetfeld-Therapie, Hans Brügemann Institut, 1983

Biophotonen, Dr. E. Fischer, Verlag für Medizin, Heidelberg 1976

Color Medicine, the secrets of color / vibrational healing, Charles Klotsch

Vibrational Medicine, Richard Gerber M.D., 1954

Color for Healing and Harmony, Lilian Verner-Bonds, Southwater 1999 Color Energy

How Color can transform your life, Cristina Bornstein & Anthony Gill, 2002

Magical Auras, B. Bernoth PhD 1996

DVD: Light Movie - Relax your Aura, B. Bernoth PhD 2010

Color of Healing, Shelley Stockwell

Color Calm von Design, mit Peter Saville, John Maeda & Irma Boom, 2005

Chakra Yoga, Gurutej Kaur, 1998

Baby Know-It-All: Colors & 123's, mit Natasha Henstridge 2004